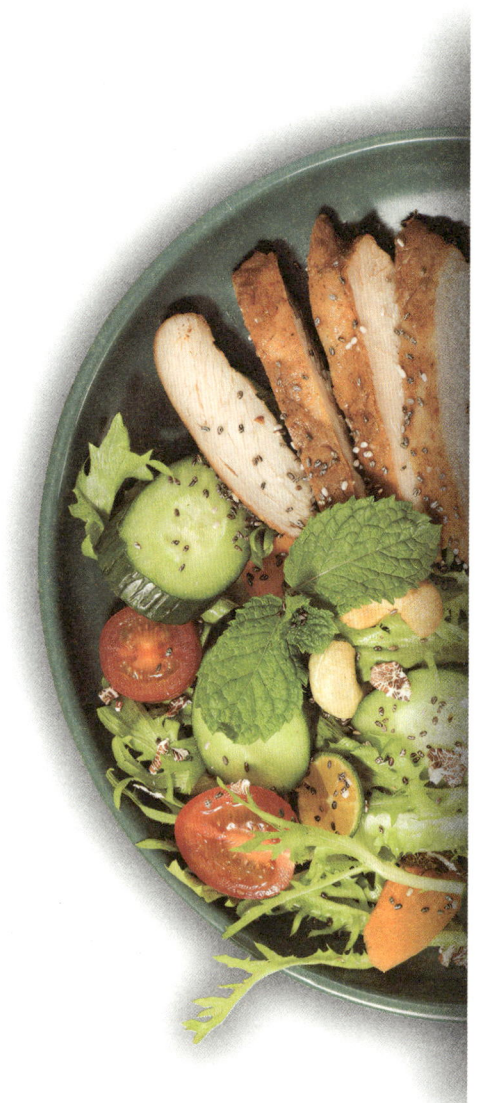

食疗瘦身

刘伟民 ◎ 主编

中原农民出版社
·郑州·

图书在版编目（CIP）数据

食疗瘦身 / 刘伟民主编. -- 郑州：中原农民出版社, 2025. 3. -- ISBN 978-7-5542-3205-7

Ⅰ. R247.1

中国国家版本馆CIP数据核字第2025KJ0130号

食疗瘦身
SHILIAO SHOUSHEN

出 版 人：刘宏伟	责任印制：孙　瑞
选题策划：柴延红	美术编辑：杨　柳
责任编辑：尹春霞	特约设计：尚世视觉
责任校对：王艳红	

出版发行：中原农民出版社
　　　　　地　址：河南自贸试验区郑州片区（郑东）祥盛街27号7层
　　　　　电　话：0371-65788879
经　　销：全国新华书店
印　　刷：河南承创印务有限公司
开　　本：160 mm×230 mm　1/16
印　　张：12
字　　数：200千字
版　　次：2025年3月第1版
印　　次：2025年3月第1次印刷
定　　价：58.00元

如发现印装质量问题，影响阅读，请与出版社联系调换。

食疗瘦身
从健康饮食开始

古人写美女，就说她"翩若惊鸿，婉若游龙"；写美男子，就说他"皎如玉树临风前"。可见，对于纤瘦身材的推崇，是从古代就有的。而现代由于生活、工作、饮食习惯和情绪等多种原因，肥胖的人越来越多，其身心健康受到严重的威胁，因此瘦身成为当前最为热门的话题，也是大多数人十分重视的问题。

都说"一胖生百病""一胖毁所有"，肥胖不仅影响外貌，让人产生自卑感，还会为健康埋下隐患，引发多种疾病。比如，肥胖易引发"三高"（高血压、高血糖和高脂血症），增加罹患心脏病、糖尿病、脑梗死、肾功能损伤的风险，并易患癌症。可见，身姿窈窕不仅是美丽的标准之一，也是健康的标准之一。

为此，越来越多的肥胖者都加入瘦身的队伍；体脂偏高一点的人也产生了危机感，唯恐自己会变成"发酵的馒头"；身材适中的人也在提高警惕，时常关注自己体重的变化……"管住嘴，迈开腿"不仅成了常挂在人们嘴边的瘦身至理名言，而且越来越多的人也在进行实践。

但是大家很快发现，每天饿到头晕眼花，累得气喘吁吁、大汗淋漓，有的甚至不顾身体健康而吃起了减肥药物……但瘦身的效果

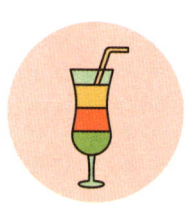

却甚微，且十分难以坚持，即使暂时看到立竿见影的效果，时间不长，反弹又会席卷而来！

　　在瘦身这条任重道远的路上，运动固然重要，但要合理而适量；还有更重要的一个道理大家一定要明白，那就是"管住嘴"并不等于一味地节食。相反，只要选对食材和食谱，就既能帮助你成功瘦身，还能满足你对美食的需求。都说"食物就是最好的药"，也就是说，食物的功用不仅是填饱肚子，还能治疗疾病。中医上还有"药食同源"之说，只要选对食材，减肥瘦身便是指日可待的事情。但是我们该如何利用食材来达到瘦身的目的呢？

　　本书就为您讲解了很多相关内容。它首先从认识肥胖开始讲起，为大家介绍了食疗的原则，如何选择美食、药材、饮茶等。书中共收录近百种药食，包含主食、蔬菜、水果、蛋奶类、海鲜贝类、零食坚果等，药材则有清热解毒的、助消化的、利水的、泻下的、活血的、平肝的等，不一而足。还精心附上100多个美味的食谱，其中有精美的菜式、美味的汤粥、滋补的豆浆和米糊、时尚营养的果蔬汁、精心配制的药膳、古老的名方等，让您任意选择，在享受美味的同时，吃出窈窕又健康的好身材。

　　愿本书能成为您瘦身路上的好帮手，成就您的健康好身材！

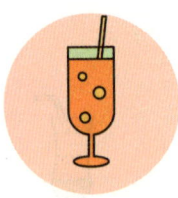

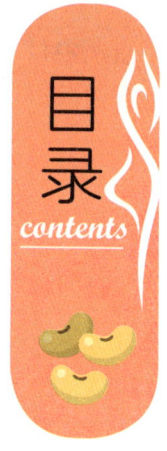

Part 1° 想变瘦，从认识肥胖开始

你的体重符合标准吗 …………………… 002
为什么你会变胖 ………………………… 004
肥胖影响身体健康 ……………………… 006
热量是影响体重的关键 ………………… 009
认清肥胖类型，对症瘦身更有效 ……… 012
中医是如何看待肥胖的 ………………… 014
减肥药大多有副作用，不要盲目服用 … 017

Part 2° 食疗，快速有效的瘦身法

调整饮食结构是简单有效的瘦身方法 … 020
完善营养金字塔，减肥治标又治本 …… 022
减肥瘦身的饮食原则 …………………… 025
这些生活习惯，让你"瘦不了" ………… 027
食疗瘦身，一定要避开的几大误区 …… 031

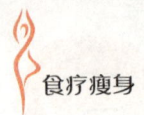
食疗瘦身

Part 3° 餐桌上的低脂低热量减肥食材

多吃蔬菜，瘦身零负担 …… **034**
冬菜烧苦瓜 …… 038
干贝西蓝花 …… 039
番茄炒菜花 …… 039
酸辣百合芹菜 …… 040
香菇油菜 …… 040

吃肉蛋奶，营养又减肥 …… **041**
五彩鸡丝 …… 043
牛奶米糊 …… 044
滑蛋虾仁 …… 044
薏米酸奶豆浆 …… 045
凉拌牛肉片 …… 045

菌藻食物，瘦身好助力 …… **046**
金针菇拌黄瓜 …… 048
银耳枸杞山药汤 …… 049
红烧平菇 …… 049
青瓜木耳 …… 050
拌海带丝 …… 050

挑对主食，多吃也不胖 …… **051**
黑米馒头 …… 053
红薯杂米米糊 …… 053
山楂荞麦豆浆 …… 054
玉米百合豆浆 …… 054

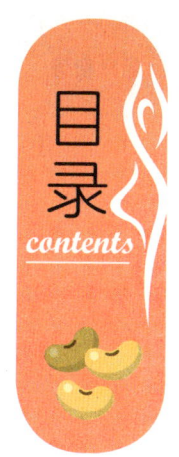

十种水果，越吃越瘦 …… **055**

蘑菇菜心炒圣女果 …… 058
火龙果白菜南瓜汁 …… 059
柚子芹菜汁 …… 059
雪梨炖山药 …… 060
菠萝豆腐 …… 060

干果零食，瘦身不挨饿 …… **061**

燕麦核桃仁粥 …… 063
板栗玉米煲排骨 …… 064
腰果炒虾仁 …… 065
杏仁拌苦菊 …… 066
松仁玉米 …… 066

Part 4
刮油家常菜，营养不长胖

排毒菜，瘦身又美容 …… **068**

清炒红薯丝：排毒，瘦身，美容 …… 068
素炒绿豆芽：越吃人越瘦 …… 069
大拌菜：美容养颜，排毒瘦身 …… 070
麻辣魔芋：热量极低，味道满分 …… 070

养胃菜，促进消化助减肥 …… **071**

炝炒包菜：营养丰富，热量低 …… 071
豉香春笋丝：益气和胃，促进消化 …… 072
香菇山药：减肥瘦身，防癌抗癌 …… 072

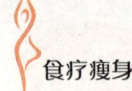

田园小炒：益气养血，助瘦身 …………… 073

润肠菜，能降血脂和血压 …………… 074

金针菇拌黄花菜：营养美味，清理肠胃 …… 074
香菇酱菠菜：止渴润燥，通利肠胃 ………… 075
香辣杏鲍菇：降血脂，润肠胃 ……………… 076
菠菜拌海蜇：清热养阴利肠道 ……………… 076

高蛋白菜，补充营养不长胖 …………… 077

炝拌牛肉：低热量，高营养 ………………… 077
豆豉蒸鱼：美味减脂两不误 ………………… 078
脆笋拌虾仁：营养丰富，脂肪含量低 ……… 078
手撕鸭脯：营养丰富，热量低 ……………… 079
丝瓜炒鸡蛋：蛋白质和维生素的完美结合 … 080
香葱虾皮炒鸡蛋：优质蛋白，好吃还补钙 … 080
观音茶炒虾：高营养，低脂肪 ……………… 081
辣味鸡丝：美味可口，低脂瘦身 …………… 082
白菜炖豆腐：低脂高蛋白，美味又健康 …… 082
蜀香酸菜鱼：酸辣开胃，利水消肿 ………… 083
芥菜炒蚕豆：高膳食纤维，低热量 ………… 084
冬瓜羊肉丸：补肾健脾，消肿减肥 ………… 085
枸杞烧冬笋：鲜美滋补吃不胖 ……………… 086
私房烧牛肉：营养全面不增肥 ……………… 087
大蒜烧鳝鱼：低脂高蛋白，抗氧化作用强 … 087
鱼头炖豆腐：低脂肪，低热量，高蛋白 …… 088
五香焖黄豆：降低胆固醇，改善脂质代谢 … 088

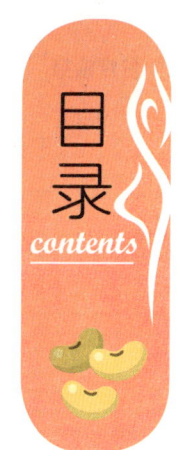

翡翠虾仁：增进食欲，益气补血 …………… 089
草菇虾仁：爽滑可口，降低胆固醇 ………… 089
鲍汁莲藕夹：益血生肌，减少脂肪吸收 …… 090

Part 5 美味粥汤，喝了消肥胖

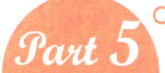

润肠粥汤，常喝人不胖 …………… 092
南瓜山药粥：促进胃肠蠕动，缓解便秘 …… 092
小米百合粥：清热解毒，身心轻松 ………… 093
芋头芝麻粥：润肠通便，增强免疫力 ……… 093
牛肉菠菜粥：营养美味，减脂期好选择 …… 094

养胃粥汤，减肥好搭档 …………… 095
鲫鱼豆腐汤：和中益气，健脾开胃 ………… 095
鸭血豆腐汤：补脾益胃，热量低 …………… 096
薏米莲子粥：健脾养胃，香甜可口 ………… 096
雪菜煮鲜虾：低脂又开胃 …………………… 097

利水粥汤，减肥帮大忙 …………… 098
香芋薏米汤：消炎散肿，排出多余水分 …… 098
香葱冬瓜粥：健脾利尿，减肥首选 ………… 099
黑豆花生羊肉汤：健脾利水，活血解毒 …… 099
冬瓜草鱼汤：利尿消肿 ……………………… 100
红豆煮南瓜：利水消肿又美容 ……………… 100

降脂降压的粥汤，瘦身减肥没负担 …… 101
香菇燕麦粥：瘦身的理想选择 ……………… 101

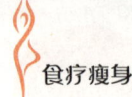
食疗瘦身

玉米排骨汤：营养丰富，健脑减肥 …………… 102
薏仁牛蒡汤：祛湿降脂，有助瘦身 …………… 102
番茄海带汤：降脂降压好选择 ………………… 103

营养汤，健康减肥它帮忙 104
紫菜鸡蛋汤：高营养，低热量 ………………… 104
土鸡冬瓜汤：黄金搭配，减肥之选 …………… 105
金针薯仔海肠汤：营养保健，辅助减肥 ……… 106
清炖乳鸽：营养低脂，抗衰老 ………………… 106
海带乌鸡汤：滋补不肥人 ……………………… 107
菜心虾仁鸡片汤：补肾助阳又低脂 …………… 108

Part 6
豆浆和米糊，暖胃又瘦身

降脂豆浆和米糊，瘦身减肥很健康 ……… 110
龙井豆浆：抗癌降脂，美容瘦身 ……………… 110
燕麦豆浆：通肠利便，降脂降糖 ……………… 111
黑豆百合豆浆：丝滑爽口，减脂瘦身 ………… 111
糙米豆浆：营养丰富，降压又降脂 …………… 112
生菜豆浆：鲜嫩清爽，减肥瘦身 ……………… 112

清热米糊和豆浆，减肥人不烦 113
胡萝卜绿豆米糊：清热祛火防秋燥 …………… 113
百合绿茶绿豆豆浆：提神清心，去腻减肥 …… 114
菊花雪梨豆浆：清热解渴，润肺生津 ………… 114
豆芽白菜豆浆：清热利湿，减肥降脂 ………… 115

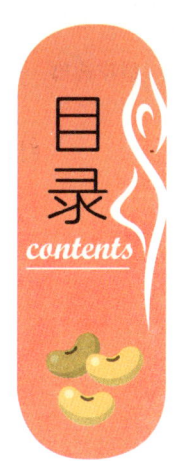

桂花雪梨米糊：清香解腻，美容养颜 ………… 115

养胃肠的米糊，减肥好辅助 ………… 116

柑橘番茄米糊：清新浓郁，酸甜可口 ………… 116

南瓜苹果米糊：养胃健脾助消化 ………… 117

牛奶花生芝麻糊：有颜有味，调理肠胃 ………… 117

扁豆小米糊：促进胃肠蠕动，通调变强壮 ………… 118

红枣木耳紫米米糊：补血养胃，脸色红润气色好 … 118

Part 7° 时尚果蔬汁，排毒瘦身又养颜

养肠胃的果蔬汁，时尚又健康 ………… 120

番茄小黄瓜汁：健胃消食，减肥美容 ………… 120

西瓜番茄汁：清理肠胃，润肠通便 ………… 121

苹果卷心菜汁：补养骨髓，促进肠胃蠕动 ………… 121

排毒果蔬汁，减肥一身轻 ………… 122

奇异果汁：排毒通便，净化血液 ………… 122

西蓝花胡萝卜彩椒汁：排毒养颜，提高免疫力 … 123

西瓜凤梨柠檬汁：利尿排水，清热排毒 ………… 123

降压降糖果蔬汁，有助于瘦身 ………… 124

西梅山药鳄梨汁：降压降糖又助眠 ………… 124

苹果鲜藕汁：排毒瘦身血管畅 ………… 125

菊花枸杞山楂汁：降压护心，降"三高" ………… 125

奇异果凤梨苹果汁：降压良饮，瘦身助手 ………… 126

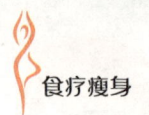食疗瘦身

红薯韭菜胡萝卜汁：独特风味，健康活力三重奏 ⋯ 126

Part 8° 一杯茶饮，轻松喝出好身材

选对材料，越喝越瘦 ⋯⋯⋯⋯⋯⋯⋯⋯⋯ 128
降脂茶饮，怕胖人群的福音 ⋯⋯⋯⋯⋯⋯ 131
玉米须饮：减肥瘦身，利尿降脂 ⋯⋯⋯⋯⋯ 131
枸杞菊花饮：散热明目，降血脂 ⋯⋯⋯⋯⋯ 132
绿茶：促进新陈代谢 ⋯⋯⋯⋯⋯⋯⋯⋯⋯ 132
山楂乌梅茶：消食健胃，降脂降压 ⋯⋯⋯⋯ 133
荷叶茶：清凉止血，降低血脂 ⋯⋯⋯⋯⋯⋯ 134
乌龙奶茶：减脂不减味 ⋯⋯⋯⋯⋯⋯⋯⋯ 134

养胃茶饮，减肥神助攻 ⋯⋯⋯⋯⋯⋯⋯⋯ 135
大麦茶：清凉开胃，助消化 ⋯⋯⋯⋯⋯⋯⋯ 135
柠檬红茶：养胃护胃又降糖 ⋯⋯⋯⋯⋯⋯⋯ 136
陈皮普洱茶：暖胃护胃，降脂减肥 ⋯⋯⋯⋯ 136
玫瑰荷叶菊花茶：调理气血，促进新陈代谢 ⋯ 137
小青柑普洱茶：健脾养胃，降脂减肥 ⋯⋯⋯ 137
菠萝柠檬茶：消食祛湿，养颜瘦身 ⋯⋯⋯⋯ 138
蜂蜜陈皮茶：开胃和中，助消化 ⋯⋯⋯⋯⋯ 138

润肠茶饮，常喝能瘦身 ⋯⋯⋯⋯⋯⋯⋯⋯ 139
蜂蜜柠檬茶：润肠通便，美容瘦身 ⋯⋯⋯⋯ 139
罗汉果茶：清热润肺，滑肠通便 ⋯⋯⋯⋯⋯ 140

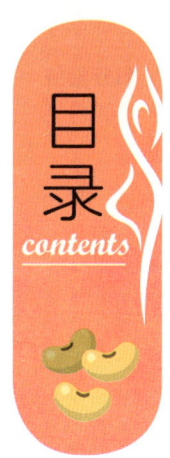

桑葚茶：美白护肤，喝出健康好气色 …… 140

降火茶饮，身体清凉瘦得快　141

胖大海茶：润喉清音，缓解燥热 …… 141

蒲公英茶：清热解毒，强化肝脏 …… 142

蜂蜜薄荷茶：疏风清热，利尿瘦身 …… 142

Part 9 小小药材，瘦身效果很厉害

清热草药，解毒助消化 …… 144

利水中药，减肥不可少 …… 147

泻下类药，减肥效果好 …… 148

活血中药，促进血液循环 …… 149

平肝药材，瘦身好辅助 …… 151

每天一碗药膳，瘦身自然又健康 …… 153

黄芪鲫鱼火锅：保肝利尿，美容抗衰 …… 153

茯苓松子豆腐：低脂高营养 …… 154

清炒苋菜：清热解毒，通利肠胃 …… 155

陈皮萝卜煮肉丸：健脾消食，辅助减肥 …… 155

菊花鱼片粥：补气益肾，疏风清热 …… 156

海参当归汤：补肾益精，补充营养 …… 157

虫草炖鸭子：补虚抗衰，助益减肥 …… 158

山楂红枣煲牛肉：营养解馋抗衰老 …… 158

番茄柠檬炖鲫鱼：鲜香适口，食补佳品 …… 159

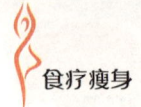

中医名方，古老的瘦身智慧 …………… 160
　荷叶灰方：久用令人体瘦腰细 …………… 160
　肥治方：健脾胃，补肝肾，美形体 ………… 160
　轻身散：补气健脾，减肥轻身 …………… 161
　防风通圣散：发汗达表，血热用变 ………… 161
　五皮饮：行气化湿，利水消肿 …………… 161
　血府逐瘀汤：活血化瘀，理气解郁 ………… 162
　枳实白术汤：通便利水，祛除将军肚 ……… 162

Part 10° 热门食疗减肥法面面观

5+2 轻断食减肥法 ………………………… 164

16+8 轻断食减肥法 ………………………… 167

生酮饮食减肥法 …………………………… 169

碳循环减肥法 ……………………………… 172

酵素减肥法 ………………………………… 174

附录 减肥食物含糖量、热量表 …………… 176

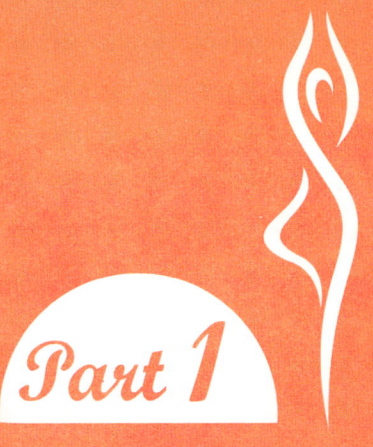

Part 1
想变瘦，从认识肥胖开始

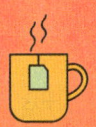

正确认识肥胖是迈向健康减肥的关键一步。认识到肥胖的成因，并重视热量、体脂率等关键因素，意识到心态对减肥的影响等，才能为后续选择合适的瘦身方法提供依据，从而达到健康瘦身的目的。

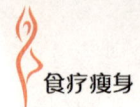

你的体重符合标准吗

> 随着瘦身逐渐成为一种风尚，标准体重的概念也在不断更新。原本国际通行的衡量人体胖瘦程度的标准是 BMI（身体质量指数），因其局限性较大，体脂率又应运而生。对于普通人来说，标准体重可以综合参考 BMI 和体脂率来大致确定。

1. BMI 的局限性

BMI 是国际通用的衡量人体胖瘦程度以及是否健康的标准，计算公式为体重（千克）÷ 身高（米）的平方，如果这个指数超过 24（含 24），就属于超重；超过 28（含 28），就属于肥胖。

但是，BMI 并不是一种完全准确的评估方法。例如，它无法区分肌肉和脂肪，经常运动的人肌肉量大，BMI 偏高，但体内脂肪含量不高，仍然属于健康范畴。可见，仅凭 BMI 值不足以全面了解健康状况。因此，体脂率这一概念开始越来越多地应用于人们的生活。

2. 理论上较科学的胖瘦标准

体脂率，就是指人体内脂肪质量在人体总体重中所占的比例。成年男性的体脂率超过 20%、成年女性的体脂率超过 30%，即可视为肥胖。

Part 1　想变瘦，从认识肥胖开始

单从医学的角度来说，体脂率是判断胖瘦较为科学的依据。但是，目前还没有规范的体脂率参考标准，且体脂率只能通过间接的方法估计，难以获得准确的结果。

目前市面上的体脂秤测得的体脂率具有一定参考价值，但无法保证绝对准确。想要知道自己较为准确的体脂率，可以去正规的医院或是瘦身机构进行测试。

3. 体脂率不是越低越好

需要注意的是，体脂率不是越低越好。人体有着不同的机能活动和内在结构成分，互相之间需要保持一定的比例，才能维持正常的生理机能。一旦出现比例失调，生理机能的平衡就会被打破，从而影响人体的正常发育和健康。例如，如果体脂率过低，脂肪可能会缺席人体对脂溶性维生素（维生素A、维生素D、维生素E、维生素K）的吸收。对于女性来说，体脂率过低容易影响内分泌系统，出现月经不调甚至提前闭经的可能性。

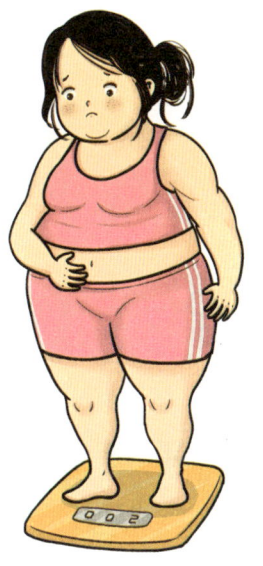

脂肪并不是"洪水猛兽"，而是人体重要的组成部分，具有保持体温、固定内脏、润滑皮肤、促进脂溶性维生素吸收等重要功能。因此，我们不能一味地追求极低的体脂率，以免损害身体健康。

003

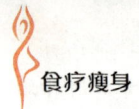

为什么你会变胖

肥胖的主要特点为体内脂肪过度积聚以及体重超出正常范围。那么，人为何会变得肥胖呢？如果单纯觉得吃得多就会胖，那就大错特错了。致使肥胖产生的因素有很多，大致可划分为内在原因和外在原因两大类。

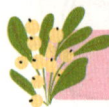 ···引起肥胖的内在原因···

能量平衡与体重调节失常。例如胃酸分泌量、胃肠排空速度、产热等方面出现异常情况，会使体内能量的摄入与消耗失去平衡，最终表现为体重超重。

1. 内分泌调节异常

体内各类调节食欲的神经出现异常，以及参与能量调节的各种激素不正常，都有可能引发肥胖。

2. 遗传因素

部分单纯性肥胖是由家族遗传因素引起的。

3. 环境因素

在肥胖率上升的众多原因当中，饮食习惯、运动习惯等生活方式

Part 1 想变瘦，从认识肥胖开始

起着主导作用。胎儿期母体营养不足会提高新生儿成年后的肥胖概率。此外，多种环境内分泌干扰物也会增加肥胖概率。

4. 肠道菌群

人体内的肠道细菌包括有益菌、有害菌、中性菌，它们通常处于平衡状态，但当体内菌群比例失衡时，会导致脂多糖被吸收入血，促使人体发胖。

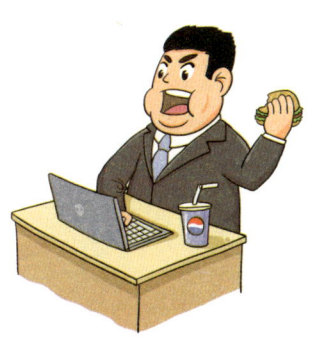

⋯引起肥胖的外在原因⋯

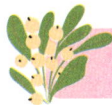

1. 年龄

肥胖可在任何年龄段发生，甚至幼儿时期也可能出现。随着年龄的增长，人体的生理变化以及不良生活方式会加大肥胖风险。此外，成年以后，人体的肌肉数量也会随年龄增长而减少。

2. 怀孕

女性怀孕期间体重通常会增加，有些在婴儿出生以后也很难减轻体重。

3. 睡眠不足

睡眠不足可能会使食欲增加，或者导致身体内分泌紊乱，是间接致使肥胖的重要因素。

4. 精神因素

压力以及不良情绪会使身体的脏腑功能失调，还可能让人们在不经意间摄入更多高热量食物。

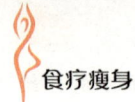

肥胖影响身体健康

曾几何时,肥胖被视为富足的标志,然而当下,它已然演变为一个不可忽视的健康难题。肥胖不仅对颜值和身材产生影响,更是健康的头号敌人。"一胖毁所有",毁掉的不只是外表,还有我们的身体,因为其会为健康带来隐患,引发诸多疾病。

1. 增加脑血管疾病风险

　　肥胖与高血压有着十分密切的关系。40~50岁的肥胖群体中,高血压的发病概率比非肥胖人群高50%。中度肥胖者患高血压的概率是正常体重者的5倍有余,是轻度肥胖者的2倍以上。

　　肥胖人群,尤其是腹部肥胖的人,更容易出现高胆固醇血症和高甘油三酯血症。这些血脂异常表现,既是导致动脉粥样硬化的主要因素之一,也是冠心病和缺血性脑卒中的独立危险因素。

　　肥胖人群还容易患上脑动脉粥样硬化,血管在高血压作用下容易破裂,引发脑出血,严重威胁生命。

　　肥胖人群血液中含有更多血浆纤溶酶原激活物抑制物,一旦形成

Part 1 想变瘦，从认识肥胖开始

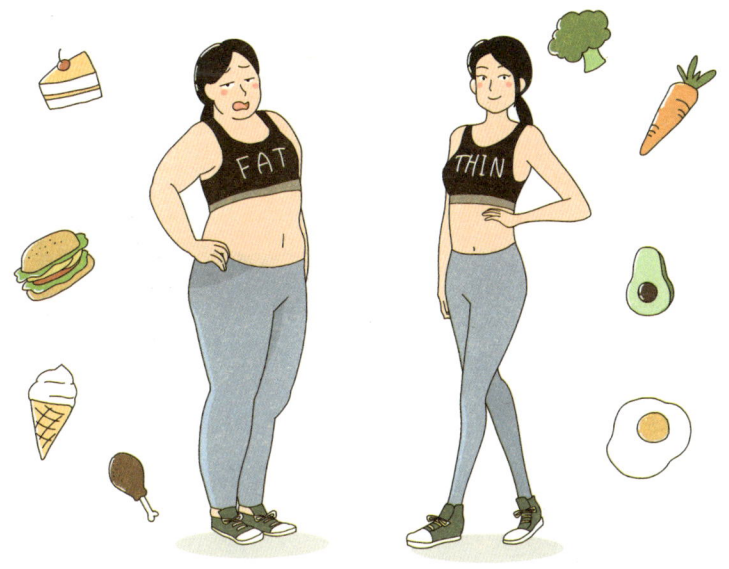

血栓便难以溶解，易发生脑梗死。

2. 增加心脏负荷

人的心脏犹如一个水泵，通过持续收缩与放松的方式，默默地维系着全身的血液循环。但肥胖者的血液中积聚了过多脂肪，使得血液总量显著增加，心脏的收缩力度也随之增强。当心脏难以承受重负时，便无法高效地泵血，致使血液在心血管系统中淤积，甚至可能出现明显的心力衰竭。

3. 增加糖尿病风险

肥胖是糖尿病的重要危险因素之一。在糖尿病患者中，80%的人存在肥胖问题。而且，肥胖持续时间越长，患糖尿病的风险就越高。

4. 导致脂肪肝

在肥胖人群中，甘油三酯的合成与转运平衡被打破。肥胖者脂肪

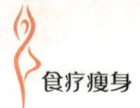

酸摄入增多，肝脏中的甘油三酯也随之增加，进而形成脂肪肝。据统计，大约有一半的肥胖者患有脂肪肝。

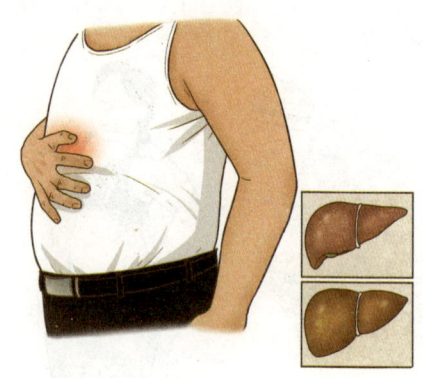

5. 导致骨关节疾病

肥胖可能导致骨关节炎、糖尿病骨关节炎和痛风性骨关节炎等骨关节疾病。其中最为常见且危害最大的当属骨关节炎。肥胖所致的骨关节炎首先影响的是膝关节，其次是髋关节和指关节。

6. 易患癌症

依据流行病学调查结果，肥胖者患结肠癌和直肠癌的概率更高。肥胖女性更容易患上子宫内膜癌和绝经后乳腺癌，肥胖男性则更易患前列腺癌。并且，肥胖程度越严重，这些癌症的患病率就越高。

7. 易出现心理问题

肥胖人群身体活动受限，往往社交活动减少，进而影响人际交往。很多肥胖者有自卑心理，久而久之易导致自我价值感降低，引发社交恐惧症等问题，甚至出现焦虑、抑郁等疾病。长期心理不健康，还会影响人体的抵抗力，导致内分泌紊乱，甚至诱发心脑血管问题，危害身体健康。

Part 1　想变瘦，从认识肥胖开始

热量是影响体重的关键

人体的所有生命活动都需要能量，这些能量是靠食物中能产生热量的营养素提供的。这些营养素主要包括蛋白质、脂肪、糖类和碳水化合物。这些能量可供身体维持生命、生长发育和运动。当能量供给过多时，多余的能量就会转化为脂肪储存在身体里，时间一长人自然就会发胖。

热量的单位是卡路里，即在1个大气压下，将1克水提升1℃所需要的热量。一般来说，3500卡路里的热量可以转化成0.5千克的脂肪。假如人体多摄入了7000卡路里的热量，这7000卡路里就会被身体储存起来，在储存转换过程中使体重增加约1千克。瘦身的过程，就是加速消耗卡路里的过程。

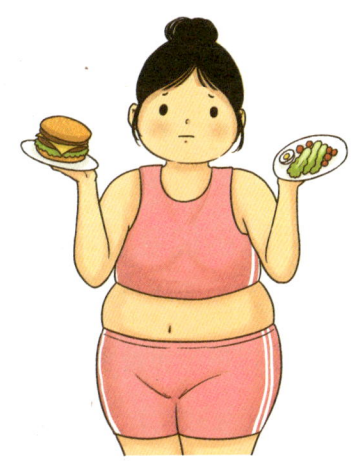

1. 热量与瘦身的关系

当摄入体内的热量多于人体自身消耗的热量时，多余的热量就会被储存在

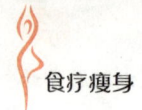

体内，人体就会发胖；反之，人体就会变瘦。所以，影响人体体重的关键在于如何调整好热量摄入与消耗的比例。要想减轻体重，就需要在保证身体健康的前提下，让人体消耗的热量多于摄入的热量。这便是瘦身的基本原理。

2. 基础代谢与热量消耗

基础代谢是指人体在安静状态下维持生命所需要的最低能量消耗。基础代谢率的高低取决于多种因素，如年龄、性别、身体机能等。一般来说，肌肉量越多，基础代谢率越高；年龄越大，基础代谢率越低。

除了基础代谢，身体还会通过日常活动和运动来消耗热量。日常活动包括走路、站立、坐着等，运动则包括有氧运动和力量训练等。因此，增加日常活动量和进行运动可以增加热量消耗，有助于维持体重或减轻体重。

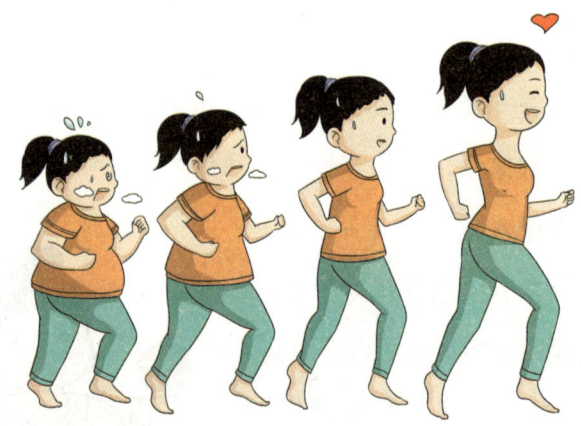

3. 食物的能量密度

不同的食物含有不同的热量，而且食物的能量密度也不同。能量密度是指单位质量食物中所含的热量。一般来说，高脂肪、高糖的食物能量密度较高，而蔬菜、水果等食物能量密度较低。

Part 1　想变瘦，从认识肥胖开始

如果你经常食用高能量密度的食物，就很容易摄入过多的热量，从而导致体重增加。而选择低能量密度的食物，可以在满足饱腹感的同时，减少热量的摄入。

4. 热量平衡

人体想要调节体重，就要保持热量平衡。只有热量的摄入和消耗平衡，才能保持身材。

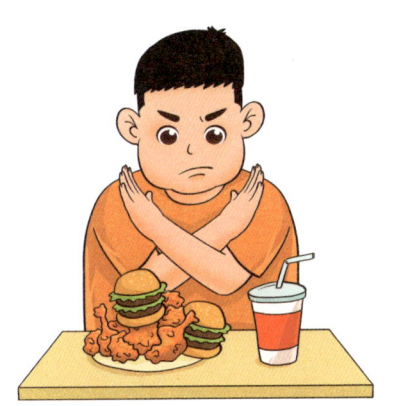

人体有自我调节和适应的能力，如果单纯地节食，身体会感受到能量摄入减少，为了维持基本的生命活动，身体会自动降低基础代谢率。这样一来，即使你吃得很少，由于身体消耗的能量变少了，瘦身也变得更加困难。因此，只有加大运动量，才能"骗"过身体，实现减重的目的。

5. 养成健康的习惯

控制热量摄入，不是一朝一夕的事情，而是要养成健康的习惯，并使其成为一种长期的生活方式。为此，需要制订饮食计划，规律进餐，选择食物时增加蔬菜、粗粮和优质蛋白质的比重，减少高热量食物的摄入，每天充足饮水。此外，还需要学会计算热量，监控自己的热量摄入，避免在看电视、玩手机或大喜大悲等情况下不知不觉地摄入过多热量等。

011

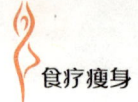 食疗瘦身

认清肥胖类型，对症瘦身更有效

"为何我连喝水都长胖？"这一困惑几乎在每一位肥胖者的心中徘徊。有人认为应该归因为"易胖体质"。想看看自己是不是易胖体质，可以问问自己：我摄入的食物量是否多于同龄人？我的运动量是否少于同龄人？我的父母及兄弟姐妹是否也容易发胖？如果答案都是否定的，那就需要到医院去寻求专业帮助了。

一般来说，医生会将肥胖症分为两大类型：继发性肥胖和单纯性肥胖。

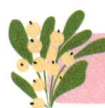 ···继发性肥胖···

继发性肥胖是由内分泌疾病或代谢障碍性疾病引起的，在肥胖人群中占比极少。但是如果你的肥胖非常"诡异"，例如在严格控制饮食、适量运动后，依然"喝口凉水都能长胖"，那就要追根溯源，看自己的肥胖是不是由下丘脑、垂体、甲状腺、肾上腺以及性腺方面的疾病导致的。

多数成年人的继发性肥胖是由库欣综合征和甲状腺功能减退导致的。这些患者体内激素的分泌和作用缺陷会导致代谢异常，通过生活方

Part 1 想变瘦，从认识肥胖开始

式干预往往效果不佳。这时就需要对原发病进行治疗，一旦原发病得到有效控制，体重问题自然也能得以解决。若不针对病因进行治疗，单纯依靠节食、运动等方式瘦身，不仅无法奏效，还有可能进一步损害身体健康。

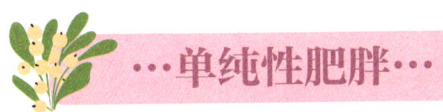

单纯性肥胖

绝大多数人的肥胖都不是由疾病导致的，而是属于单纯性肥胖。单纯性肥胖病因异常复杂，科学家们至今仍未完全揭开其中的奥秘。一般认为，肥胖与遗传和环境有着极大的关联。

科学家们发现了诸如 FTO 基因（也称肥胖基因）、瘦素基因等众多肥胖基因。这类基因与环境相互作用，可使人肥胖的风险增加 70% 以上。其中 FTO 基因不仅容易导致肥胖，也容易让人罹患糖尿病。

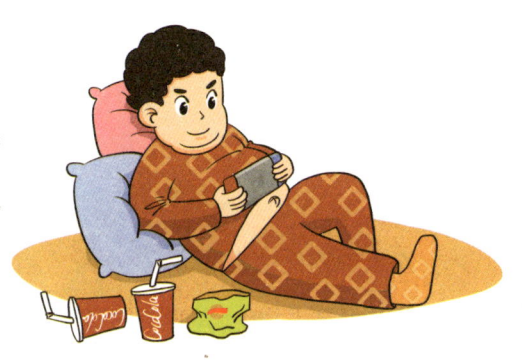

环境也是一个重要的致胖因素。人类从原始的茹毛饮血时代发展而来，机体早已适应饥饿且需要大量运动的环境。然而在现代社会，多种环境因素共同作用，使得人容易出现营养过剩、活动缺乏的情况，机体中储存了大量多余的热量，很容易变肥胖。

关于肥胖，还有胃肠中心假说、炎症中心假说、肠道菌群学说等诸多学说。我们目前所了解的，仅仅是肥胖发生机制的冰山一角，在肥胖研究方面，人类还有漫漫长路要走。

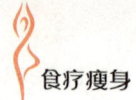 食疗瘦身

中医是如何看待肥胖的

中医对肥胖有着独特的认识和理解，认为肥胖是一个全身性的问题，与人体的脏腑、经络、气血、津液等密切相关。中医还强调个体差异，根据不同人的体质、症状、病因等进行辨证论治。

⋯中医对肥胖病因的认识⋯

《黄帝内经》将肥胖者分为"脂人""膏人""肉人"等类型，认为肥胖主要与禀赋异常、饮食不节、过度安逸、情志失调有关。如《素问·通评虚实论》指出："肥贵人，则膏粱之疾也。"意思是肥胖是贪于摄取膏粱厚味所致。此书还认为肥胖的病机为本虚标实，本虚主要是脾胃不足、运化失司，或肾气不充、精气失藏；标实主要是痰、湿、瘀、热或肝气郁结。

《格致余论》认为，"肥白人多湿""肥

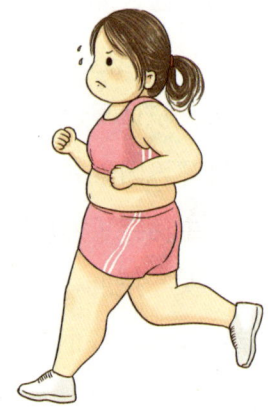

Part 1　想变瘦，从认识肥胖开始

白人多痰饮",明确提出痰湿之体容易肥胖。《景岳全书》则提出："何以肥人反多气虚？盖人之形体，骨为君也，肉为臣也。肥人者，柔盛于刚，阴盛于阳者也。且肉以血成，总皆阴类，故肥人多有气虚之证。"禀赋和饮食是肥胖发病的基本原因。

中医治疗肥胖病的原则

中医治疗肥胖的原则为补虚泻实、平衡阴阳。补虚需要健脾益气、温补脾肾，泻实则需要理气化滞、祛痰化湿、通腑泄热、活血化瘀等。治疗时，需要进行体质辨识和调整，从而改善症状、预防相关疾病。

中医治疗肥胖的具体方法，则是多种多样的，例如中药疗法（单方、复方、中成药及有效方剂）、针灸疗法、耳穴疗法、穴位埋线等。这些治疗方法的根本是辨证施治。

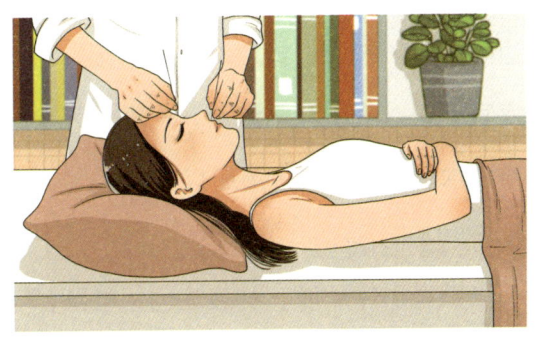

中医对肥胖病的辨证施治

关于肥胖病的辨证分型，目前还没有一个统一的说法，有医家将其分为胃热滞脾证、痰湿内盛证、脾虚不运证、脾肾阳虚证四个证型。

015

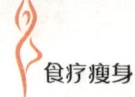
食疗瘦身

1. 胃热滞脾证

患者形体肥胖，多食易饥，脘腹胀满，胃脘灼热，嘈杂疼痛，得食则减，口干口苦，头晕心烦。舌红、苔黄腻，脉弦滑。治疗宜清胃泻火、佐以消导，代表方剂为小承气汤合保和丸加减。

2. 痰湿内盛证

患者形体肥胖，身体沉重，肢体困倦，头晕目眩，胸膈满闷，痰涎壅盛，口干不欲饮，嗜睡，嗜肥甘厚味。苔白腻或白滑，脉滑。治疗宜燥湿化痰、理气消痞，代表方为导痰汤加减。

3. 脾虚不运证

患者形体肥胖，神疲乏力，身体困重，胸闷脘胀，四肢轻度水肿，晨轻暮重，大便溏或秘结，小便不利。舌淡胖、边有齿痕，苔薄白或白腻，脉濡细。治疗宜健脾益气、利水渗湿，代表方为参苓白术散合防己黄芪汤加减。

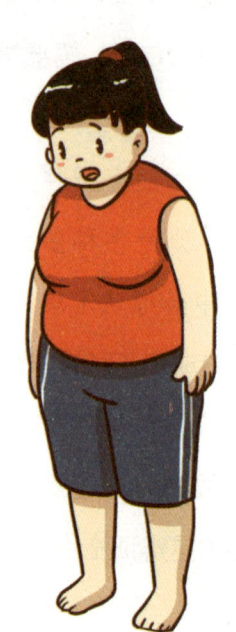

4. 脾肾阳虚证

患者形体肥胖，神疲乏力，嗜卧，气短气喘，自汗，面部水肿，夜尿频多，畏寒肢冷。舌淡胖、苔薄白，脉沉细。治疗宜温补脾肾、利水化湿，代表方为真武汤合苓桂术甘汤加减。

Part 1 想变瘦，从认识肥胖开始

减肥药大多有副作用，不要盲目服用

减肥药的广告总是极具煽动性。"小小几粒药丸，让你轻松减二十斤！""每天喝一杯茶，减掉大肚腩！""神奇瘦身水，喝完胳膊腿都变细！""轻松瘦，不反弹、无副作用"……我们不能说这些广告完全是虚假宣传，但他们肯定不会宣传减肥药的副作用，而减肥人士却不能对这些副作用掉以轻心。

1. 副作用1：异常兴奋，不想睡觉

安非他命在我国是一种受到严格管制的中枢神经系统兴奋剂，能够抑制食欲，服用初期会出现精神亢奋、饭量明显减少的情况。但是容易上瘾，戒断过程艰难，还可能引发沮丧、嗜睡、暴饮暴食等症状，已被列为毒品。如果你吃了减肥药之后异常兴奋、不想睡觉，就可能摄入了安非他命，必须立即停止服用并报警，以免成瘾。

2. 副作用2：食欲变差，头晕目眩

让人食欲变差、头晕目眩的减肥药中可能含有芬氟拉明。这是一种食欲抑制剂，短期内可能使体重下降，但同时会伴随头晕目眩、嗜睡、心悸等症状，长期服用可能引发心脏瓣膜疾病，已经被禁止用于减肥药品。与芬氟拉明"同族"的氯卡色林，与其作用机制相仿，副作用

食疗瘦身

也类似，都属于管制药品。

3. 副作用 3：口干舌燥、心跳加快

西布曲明一度是减肥药中的常用成分，这是一种作用于中枢神经系统的抑制剂，能够抑制食欲，但是因副作用严重、致死率非常高，已经被禁止生产、销售和使用。但一些不法分子为了牟利，还有可能售卖含有这种成分的减肥药。

4. 副作用 4：腹泻、虚弱脱水

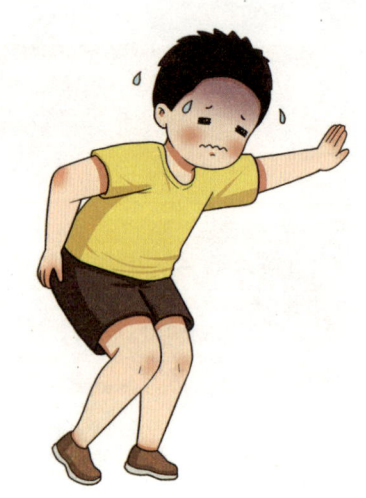

能够导致腹泻、虚弱脱水的减肥药，往往含有番泻叶等成分，番泻叶如果服用不当，轻者会引发腹痛、恶心、呕吐等，重者会导致消化道出血、月经失调、焦躁不安等。相对温和、安全的减肥药奥利司他，目前是全国唯一的 OTC（非处方药）减肥药，也会引发大便次数增多、大便失禁、腹痛或腹部不适等副作用。利拉鲁肽最常见的不良反应也是胃肠道系统疾病，不允许自行随意使用。

此外，还有一些减肥药成分，如罗氏鲜、麻黄素、甲壳素等，同样存在明显的副作用，其减肥作用仍在研究中，对人体的潜在威胁尚不明确。而减肥"网红"左旋肉碱，其功效一直有争议，未被批准作为减肥药物的成分。市场上广为销售的左旋肉碱，只能算是保健品成分。

老话说："是药三分毒。"我们不能为了瘦身而轻易服用减肥药，尤其不能购买来路不明的减肥药物，否则损害身体健康就追悔莫及了。

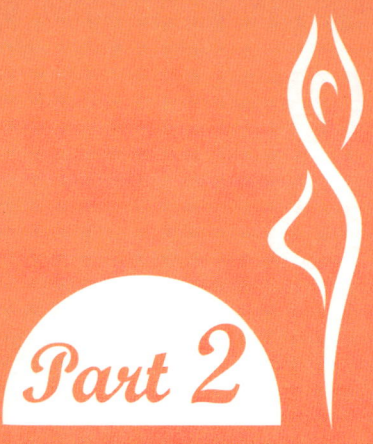

Part 2
食疗，快速有效的瘦身法

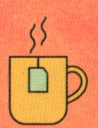

摄入过多的高热量食物是导致肥胖的主要原因之一。要想减肥，就必须远离高热量的饮食，从根本上调整自己的饮食结构，养成良好的饮食习惯，避开减肥的一些误区，这样才能成功瘦身。

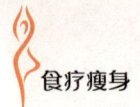 食疗瘦身

调整饮食结构是简单有效的瘦身方法

绝大多数想要瘦身的人,都会选择节食,认为只要少吃些,体重就会相应地减轻。更有甚者,极端地控制饮食,导致各种营养素摄入不足,结果必然影响身体健康。

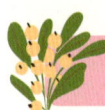 **…控制饮食不是"绝食"…**

类似"绝食"的减肥方式,短期内确实立竿见影,毕竟不吃饭哪有不瘦的道理呢?但是这样减肥很快就会到达"瓶颈期",再怎么少吃或者干脆不吃,体重也纹丝不动。一些人索性恢复之前的饮食,甚至比之前吃得更多,结果很快恢复体重,甚至比以前更胖,这就是减肥人士深恶痛绝的反弹现象。

其实,就算这些人想要凭借顽强的毅力继续"绝食",其生物本能也会迫使他们更加大口地吃食物。实际上,控制饮食绝不是简单的"不吃",而是实施科学的饮食方案,达到能量摄取的均衡。

Part 2 食疗，快速有效的瘦身法

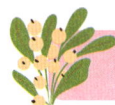
···重塑健康的饮食方式···

1. 区分食欲是生理信号还是心理信号

人在烦闷、悲伤、紧张不安时（有时喜悦、兴奋时也是如此），就习惯靠吃东西来缓解情绪，即使此时并不算很饿。对于这种心理信号，要尽量克制食欲。即使真饿了，也不要吃得过饱，最好吃个七分饱。

偶尔控制不住吃多了，不要忙着自责、后悔，因为这可能会削弱你建立好习惯的信心。要知道重建饮食习惯是一项积极、长期的工作，不要过分在意多吃了一口点心之类的小事。

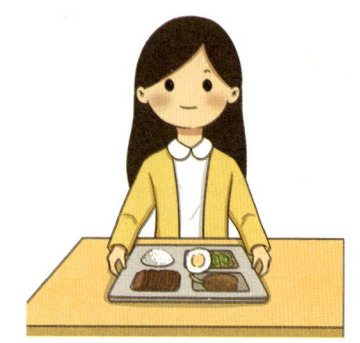

2. 不要用水果代替主食

很多人误认为主食是减肥的大敌，而将水果视为减肥圣品，以水果来代替三餐，认为这样既可减肥又能美容。水果营养丰富，多吃可以减少主食的摄入，有利于减肥。但是如果用水果代替主食，很可能会越吃越胖。因为水果中的糖分和热量都很高，吃多了就会超过日生理需要量，自然会肥胖。而且只吃水果而不吃含脂肪、蛋白质的食物，还会导致营养不良、降低人体免疫力，甚至会引发严重的疾病。

总之，控制饮食，摒弃高热量的食品，注意每餐热量的摄入，不用节食，只要吃得健康，再加上适量运动以及足够的恒心和毅力，减肥其实并不难！

完善营养金字塔，减肥治标又治本

大部分国家都构建了结合本国实际的营养金字塔，这是一种引导普通民众均衡饮食，实现膳食平衡的最佳饮食结构。

···最早的营养金字塔···

1992年美国农业部最早公布了该图形，以金字塔底座大、顶尖小的特点，根据食物营养与健康的关系，将日常食物分成"应多吃"（金字塔底座）、"适量多吃"（第二层）、"适量少吃"（第三层）以及"少吃或不吃"（金字塔顶尖）这四大类别。"应多吃"的食物包括谷物、面包和面条；"适量多吃"的食物包括蔬菜和水果；"适量少吃"的食物包括鱼、蛋、牛奶、奶酪、肉类和干果；"少吃或不吃"的食物包括脂肪和糖类等。

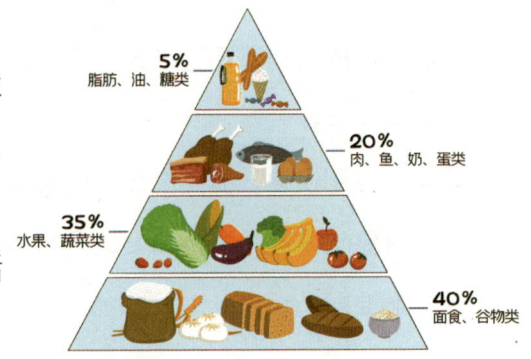

Part 2 食疗，快速有效的瘦身法

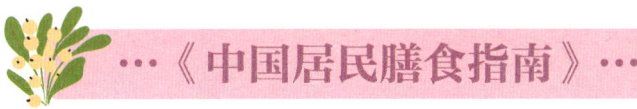

1997年，中国营养学会出台了《中国居民膳食指南》。该指南从原则上规范了每日进食的合理量。它以先进的科学证据为基石，紧密结合我国居民膳食营养的实际状况，将食物划分为五层，并形象地设计成"平衡膳食宝塔"，倡导居民每日均衡地食用这五类食物，以防营养不良与营养过剩。

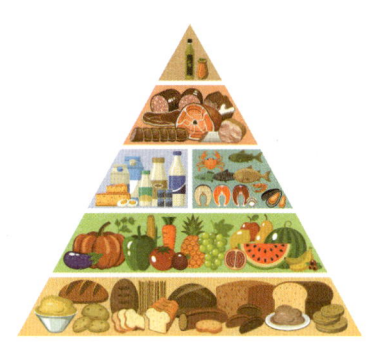

1. 第一层：谷薯类食物

谷薯类食物是膳食中热量的主要来源，提供碳水化合物、蛋白质、膳食纤维及B族维生素等。多种谷类混合食用优于单一食用，每人每日应摄入 350～500 克谷类食物，特别是要多吃糙米、玉米、全麦面包等。

2. 第二层：蔬菜和水果

蔬菜和水果提供膳食纤维、矿物质、维生素和胡萝卜素等。通常而言，红、绿、黄色较深的蔬菜和深黄色水果所含的营养素更为丰富。每日应食用蔬菜 400～500 克，水果 100～200 克。建议多吃草莓、胡柚、猕猴桃等含糖量低的水果，少吃含糖量高的水果。

3. 第三层：鱼、肉、蛋等动物性食物

这些食物提供优质蛋白质、脂肪、矿物质、维生素A和B族维生素，每日应摄入 150～200 克。

4. 第四层：奶类、大豆和坚果

奶类富含优质蛋白质和维生素，含钙量高且利用率高，是天然钙质的极好来源；豆类含丰富的优质蛋白质、不饱和脂肪酸、钙及 B 族维生素等。每日应饮用鲜奶 250～500 克，食用豆类及豆制品 50～100 克。部分坚果富含人体必需的脂肪酸和氨基酸，其营养价值与大豆相似，建议每周摄入 70 克左右。

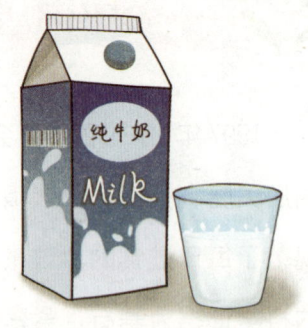

5. 第五层：烹调油和盐

烹调油主要提供能量、维生素 E 和必需脂肪酸，每天不超过 25 克，并建议少吃动物油和肥肉。中国居民食盐用量普遍较高，而盐与高血压等疾病密切相关，因此必须限制摄入量。

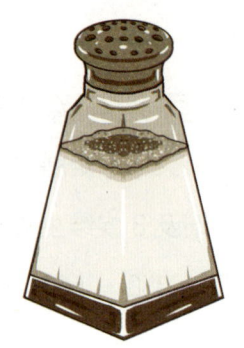

当然，仅靠一个营养金字塔难以改变人们的饮食习惯，关键在于人们应充分意识到合理饮食的重要性，并在日常生活中逐步养成健康膳食的优良习惯。不同人群有着不同的营养需求，但其基本准则是一致的。

参照膳食指南，结合自身具体情况，调整饮食结构，维持均衡的营养状态，为健康的身体奠定坚实基础，这才是良好生活质量的保障。

Part 2　食疗，快速有效的瘦身法

减肥瘦身的饮食原则

很多肥胖人士为追求健康与美丽，都决定减肥。要想减肥成功，需要遵循一些饮食原则，控制总热量的摄入，均衡饮食。

1. 健康的进食顺序

先汤后饭是一种比较符合健康理念的进食方式。先喝水分多、热量低的汤，能迅速产生饱腹感；接着食用蔬菜类，优先选择煮菜或炒制的蔬菜；之后是主食，例如面包、米饭等；最后再吃肉、鱼等富含蛋白质和脂肪的食物。

2. 坚持一日三餐

有人认为省去一餐饭就能减少热量摄入，然而营养学家指出这是错误的观点。用餐时间间隔过长，大脑会积蓄能量直至下一餐，导致下顿饭吃得比正常量多，脂肪也会大量堆积。所以，坚持一日三餐，并调整进食习惯才是正确的做法。

3. 吃饭要"磨蹭"

将吃饭时间延长至20分钟一顿，因为大脑通常需要20分钟才能感知到饱腹感。慢慢进食才能"边吃边瘦"。吃饭过快的人，胃肠功能往往不好，还容易因进食过多而肥胖。

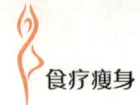

同时，吃饭时细嚼慢咽，少量进食就可产生饱腹感。多咀嚼的优点是即使进食量少，也能向大脑传达饱腹信号。每口食物至少咀嚼30次，让食物在口中停留时间越长，越能获得饱腹感。而狼吞虎咽不仅容易营养过剩，还不利于身体健康。

4. 饭后刷牙

正餐后马上刷牙或在吃多后刷牙，是消除馋嘴习惯的好方法。口中清爽的感觉会让人心情愉悦，还会产生"不想因吃零食破坏刷牙效果"的想法。

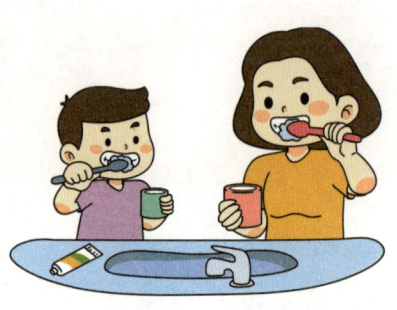

5. 开心用餐

健康的饮食意识应从思想认识开始。大脑中有调节意志的部分，掌握的健康知识越多，就越能控制身体少吃不利于健康的食物。以乐观积极的心态坚持饮食调整，减肥就能成为一件快乐的事情，也更容易达到减肥的目的。

6. 每天多喝水

水是减肥的好帮手，它能帮助人体运输减肥产生的废物，还能产生饱腹感。早上起床后喝一杯水，饭后1.5小时后及运动过程中都要根据需要随时补充水分，每日饮水8杯（1.5～2升）。在饭前先喝一杯水，等待一段时间，饱腹中枢会产生饱腹感，从而控制食欲。

遵循这些健康的饮食原则，可以在享受美食的同时实现减肥的目标，让身体更加健康和美丽。

Part 2 食疗，快速有效的瘦身法

这些生活习惯，让你"瘦不了"

很多人都在发胖—减肥—再次发胖—再次减肥的道路上徘徊，不明白为何自己没有过量进食，脂肪却总是找上门。肥胖不仅仅是因为吃得多，有些人就算进食较少，体重依然会上涨。其实，生活习惯等，都会影响体重管理。忽视"如何吃"与"吃什么"、生活中爱静不爱动等，肥胖便可能悄然来袭，让你"瘦不了"。

1. 过量进食

遇到喜爱的食物总是吃得过多；为避免浪费，总要吃完所有的食物；喜欢用吃东西消遣无聊时光；即使吃过饭了，对朋友的聚餐邀请也来者不拒；对甜甜的水果和糕点毫无抵抗力；喜欢火锅或者自助餐，隔三岔五去吃，每次都要吃到撑……

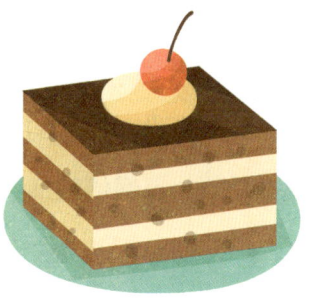

为了保证身体的正常运转，我们需要通过进食补充营养。但是如果摄取的热量远超所需，多余的部分便会转化为脂肪储存起来，久而

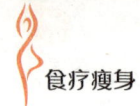

久之就会形成肥胖体型。所以说进食一定要适度,无论什么食物都不能过量进食,最好每餐都吃个七分饱。

2. 进食不规律

不吃早餐;饮食饥一顿饱一顿;习惯晚睡,时常在夜里吃东西或喝饮料;进食过快,缺乏咀嚼……

这些不规律的饮食习惯,都很容易导致肥胖。有人觉得不吃早餐能减肥,其实恰恰相反,不吃早餐会使午餐时的空腹感增强,加速食物吸收。饥一顿饱一顿更是可怕,会"训练"出身体在饥饿中储存脂肪的能力,吃一点东西就很容易合成脂肪,直接导致发胖。如果吃得太快,食物未经充分咀嚼即下咽,易使人过量进食。而在夜里吃东西,因为身体活动减少、缺乏消耗,食物都会变成脂肪,且有害健康。

3. 边看电视边吃零食

很多人爱储备一些零食,在看电视、电脑或者手机等时边看边吃,不知不觉就会摄入远超限度的热量,造成肥胖。

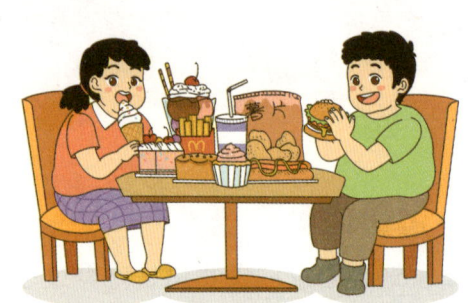

4. 对食物热量毫不关心

一般来说,发胖的根源往往是能量摄入量高于消耗量。如果我们对食物的热量懵懵懂懂,既不计算也不记录每天摄取的食物所含的热量,那么我们不仅无法追踪热量的消耗情况,在进食时也会毫无节制,盲目选择食物。这样下去,怎么可能不发胖呢?只有了解食物的热量,我们才能在进食时做到心中有数,既能自我约束,又能有选择性地摄取食物。

Part 2　食疗，快速有效的瘦身法

5. 酷爱油腻、味重的食物

中餐或晚餐常在快餐店解决；喜爱烧烤、小龙虾等；偏爱冰激凌、饼干等高糖食品；几乎只用一种烹饪方法，缺乏变化；菜肴中没有油炸食品或大鱼大肉，就觉得无法吃饱；平时对清淡蔬菜避而远之……

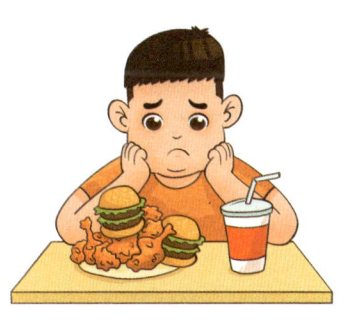

对瘦身稍有了解的人都知道均衡饮食的重要性，也知道肉类热量较高而蔬菜富含膳食纤维，有助消化。但是，有一部分"无肉不欢"的人，实在是不愿意吃淡而无味的蔬菜，而对高脂肪、高糖的快餐、烧烤、油炸食品、饮料、冰激凌等"情有独钟"。其不仅影响消化，还易导致热量过剩，引发肥胖。

6. 熬夜、吃夜宵

睡前3小时不建议进食。现代人习惯熬夜，睡觉前可能晚饭已经消化完了，就会产生吃夜宵的迫切需求，结果白天的减肥努力就白费了。如果实在饿得睡不着，可以简单吃一些低热量的水果和水煮青菜代替。

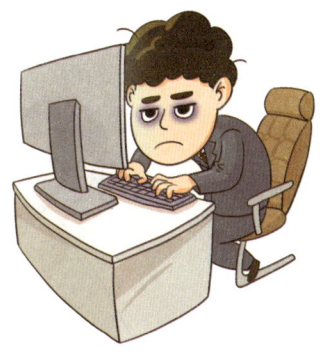

7. 不及时清理宿便

"太忙了，都没时间上厕所，还好不是很急，憋一下吧。"如果经常出现这种情况，就无法形成定时排便的习惯，

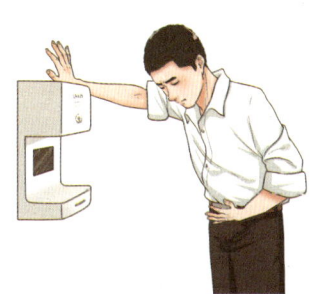

029

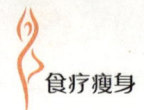

使得体内的毒素、废物等不能及时地排出，给肠胃带来额外的负担，也会让体重迟迟无法下降。

8. 认为站着不如坐着，坐着不如躺着

有些人天生懒散，能坐着绝不站着，能躺着绝不坐着。如果你是这样的"懒人"，该怎么减肥呢？要想瘦下来，一定要改变这种状态才行。

9. 运动不当

不同的人适合不同的运动，瘦身的方式也各不相同。如果一味地选择相同的运动方式来减肥，可能会适得其反，让原本脂肪较多的人变得更加壮硕。究其原因，都是运动不当造成的。

总之，要想成功减肥，我们必须警惕这些"瘦不了"的生活习惯，养成健康的饮食和运动习惯，坚持不懈地追求健康与美丽。

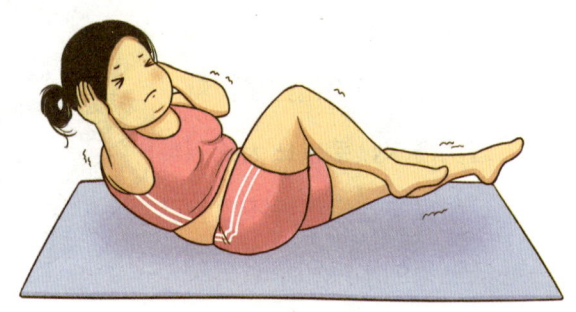

Part 2 食疗，快速有效的瘦身法

食疗瘦身，一定要避开的几大误区

食疗瘦身需要长期坚持，因此必须均衡饮食才行。如果对饮食的控制太过极端，就会陷入一些误区，虽然可能在一段时间内快速减重，但无法长期坚持，一旦恢复饮食就会出现体重反弹的情况。下面介绍几个常见的减肥饮食误区。

1. 不吃主食

前文已经说过，主食并非减肥的大敌，而是减肥时最重要的能量来源。如果缺少主食，就容易导致体内糖分不足，对脂肪的氧化就会

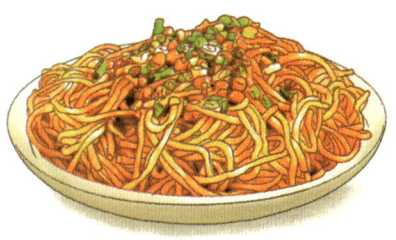

不彻底，从而产生酮体。酮体是一种酸性物质，体内积存过多会破坏机体的酸碱平衡，进而引发高血酮症。所以，减肥时不吃主食不仅减少脂肪的代谢，而且会损害身体健康。

2. 只吃蔬菜或水果

减肥时只建议用蔬菜替换部分高热量的食物，而不建议只吃蔬菜，那样会导致摄入的热量大大低于身体的基础代谢，使身体不得不分解

031

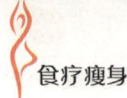

肌肉来满足能量需要，久而久之就会变成易胖体质。此外，虽然蔬菜的热量相对较低，但也并非没有热量，再说烹调蔬菜时通常也会放油，这会增加热量。因此吃蔬菜也不能暴饮暴食，吃过量也不好。

只吃水果的危害前文已经提及，这里就不再赘述。

3. 高蛋白食物摄入过多

大豆、坚果及肉、蛋、奶中含有大量优质蛋白，能保证身体正常的新陈代谢，对人体有诸多好处。但是，凡事必须适度，如果摄入过量的优质蛋白，也会加重肝肾的负担，尤其是肾脏，因为很多肾病一旦出现就不可逆转了。所以，我们在进行高蛋白饮食时也要关注肝肾健康。

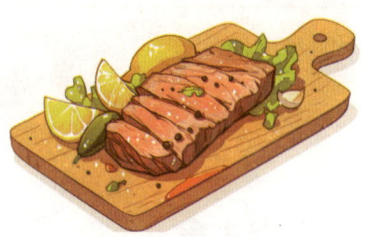

4. 认为吃素食就不会胖

吃素食并不等于不会胖，因为主食、蔬果、植物油、坚果等都属于素食，吃多了均可能导致热量过剩，也会肥胖。

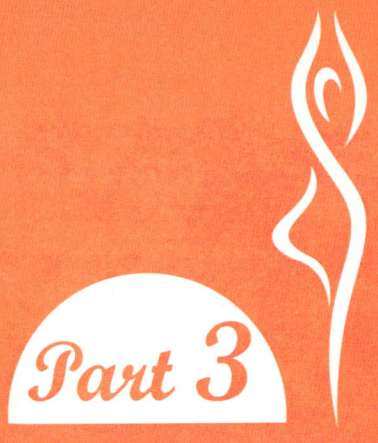

Part 3
餐桌上的低脂低热量减肥食材

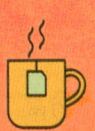

瘦身并不是将美食视为"洪水猛兽",只要我们保持饮食的多样化,选择有利于瘦身的健康饮食,并坚持适度原则,就能轻松健康地瘦下来。

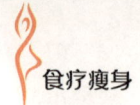
食疗瘦身

多吃蔬菜，瘦身零负担

蔬菜富含丰富的维生素、矿物质和膳食纤维，热量却极低。选择以蔬菜为主的饮食，无须担忧过多的热量摄入。

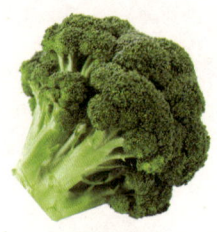

【西蓝花】

● **净化血管，降血糖**

营养成分： 蛋白质、碳水化合物、脂肪、矿物质、维生素C和胡萝卜素等。

食疗功效： 预防高血压、促进肝脏解毒、抗菌、抗衰老、提高免疫力等。

食用方法： 制作沙拉、炒制、榨汁等。

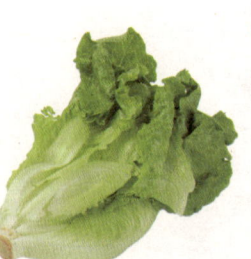

【生菜】

● **消除多余脂肪，促进排便**

营养成分： 膳食纤维、维生素C、维生素E、胡萝卜素等。

食疗功效： 加快身体新陈代谢、改善睡眠、减肥瘦身、保护视力等。

食用方法： 制作沙拉、炒制等。

Part 3　餐桌上的低脂低热量减肥食材

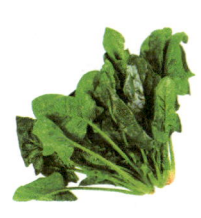

【菠菜】

● **通血脉，利肠胃**

营养成分： 膳食纤维、氨基酸、叶黄素、类胡萝卜素、维生素C、维生素K等。

食疗功效： 促进肠胃蠕动、帮助消化、预防便秘等。

食用方法： 炒制、凉拌、煮汤、榨汁等。

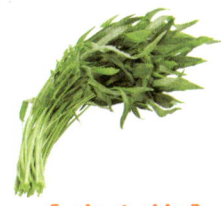

【空心菜】

● **促使肠胃蠕动，辅助减肥**

营养成分： 氨基酸、蛋白质、叶绿素、可溶性糖、钙、铁、胡萝卜素和B族维生素等。

食疗功效： 凉血清热、利湿解毒、促进肠胃蠕动等。

食用方法： 炒制、做汤等。

【大白菜】

● **富含膳食纤维**

营养成分： 蛋白质、维生素C、可溶性糖等。

食疗功效： 增加饱腹感、通利肠胃、消食下气、消脂减肥等。

食用方法： 炒制、凉拌、腌制、做馅等。

【芹菜】

● **低热量、高纤维，利水降血脂**

营养成分： 粗蛋白质、纤维素、维生素C、钙、磷、铁等。

食疗功效： 促进肠道蠕动、减少毒素和废物堆积、抑制脂肪形成等。

食用方法： 炒制、凉拌、煮汤等。

035

食疗瘦身

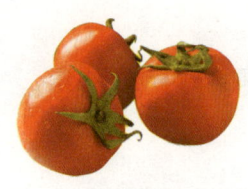
【番茄】

● **减少腹部脂肪的堆积**

营养成分： 胡萝卜素、番茄红素、有机酸等。

食疗功效： 营养价值高，有很强的抗氧化能力，可降低血压、降低胆固醇、调整胃肠功能等。

食用方法： 鲜食、炒制、榨汁、做汤、制作番茄酱等。

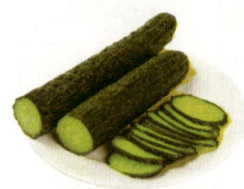
【黄瓜】

● **抑制糖类转化成脂肪**

营养成分： 膳食纤维、维生素C、维生素E等。

食疗功效： 洁肤增白、祛斑抗皱、排毒、防便秘等。

食用方法： 鲜食、凉拌、炒制、煮粥、腌制等。

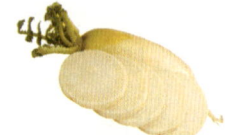
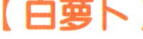
【白萝卜】

● **分解脂肪**

营养成分： 维生素C、锌元素、芥子油、淀粉酶和膳食纤维等。

食疗功效： 促进消化、增强食欲、加快胃肠蠕动、止咳化痰等。

食用方法： 炒制、腌菜、煮粥、凉拌等。

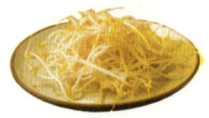
【绿豆芽】

● **清热解毒、美容减肥**

营养成分： 蛋白质、碳水化合物、纤维素等。

食疗功效： 清热解毒、利尿消肿、降血脂、软化血管、加快胃肠道蠕动、预防便秘等。

食用方法： 炒制、凉拌等。

Part 3　餐桌上的低脂低热量减肥食材

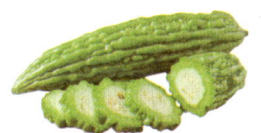

【苦瓜】

● **分解肠内脂肪，排除体内毒素**

营养成分： 膳食纤维、抗氧化剂、苦瓜苷、苦味素、多肽-P等。

食疗功效： 降血糖、利肠道、清热解毒等。

食用方法： 炒制、凉拌、榨汁等。

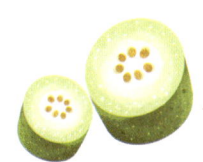

【冬瓜】

● **几乎不含脂肪，含糖量极低**

营养成分： 维生素C、维生素B_1、维生素B_2等。

食疗功效： 抑制糖类物质转化为脂肪、利水消肿、防癌抗癌等。

食用方法： 炒制、煮汤、浸渍成糖果等。

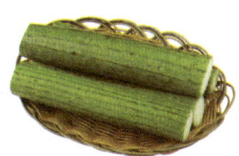

【丝瓜】

● **活血通络，低热量**

营养成分： 蛋白质、膳食纤维、B族维生素等。

食疗功效： 清热解毒、凉血通络、润肠通便、润肤健脑等。

食用方法： 炒制、煮汤、凉拌等。

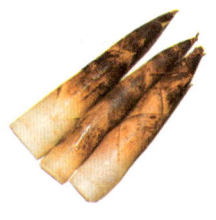

【竹笋】

● **低脂，高纤维，低热量**

营养成分： 膳食纤维、蛋白质、胡萝卜素、镁等。

食疗功效： 开胃健脾、促进肠道蠕动、助消化、去积食、防便秘等。

食用方法： 炒制、煮汤、腌制等。

037

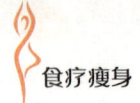 食疗瘦身

推荐食谱：

冬菜烧苦瓜

主料 苦瓜 300 克，冬菜 80 克。

配料 植物油 20 克，生抽 15 克，干辣椒、花椒各适量，食盐、鸡精各少许。

做法

1. 苦瓜去蒂、去瓤，洗净切小块；冬菜洗净，挤干水分，切小块；干辣椒切段。
2. 锅倒油烧热，倒入苦瓜翻炒，加食盐调味，待炒出水分时盛出。
3. 锅洗净倒油，六成热时下入干辣椒、花椒爆香，然后倒入苦瓜、冬菜，加生抽、鸡精调味，炒熟即可出锅。

功效 此菜有清热消暑、滋肝明目、降血压、降血脂和降血糖的功效。

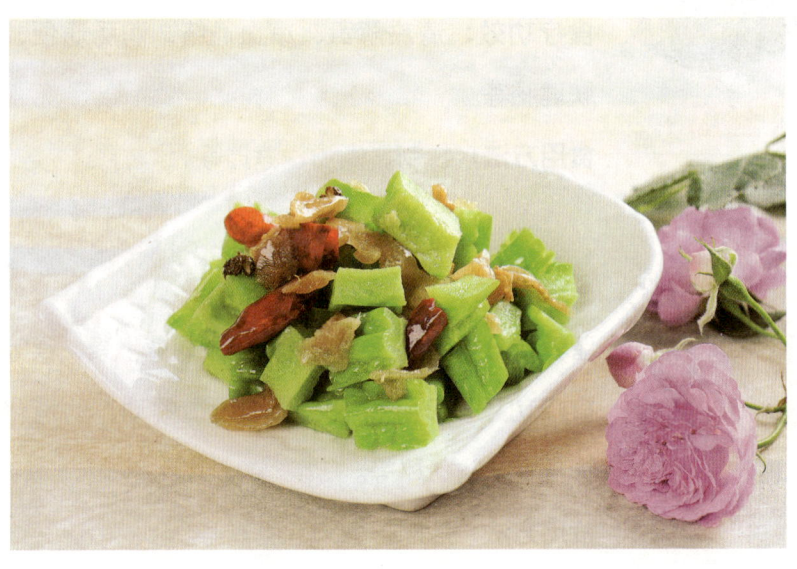

Part 3　餐桌上的低脂低热量减肥食材

干贝西蓝花

主料　西蓝花 400 克，干贝 20 克。

配料　植物油、高汤、花雕酒、生抽、盐、蒜、生粉、白糖各适量。

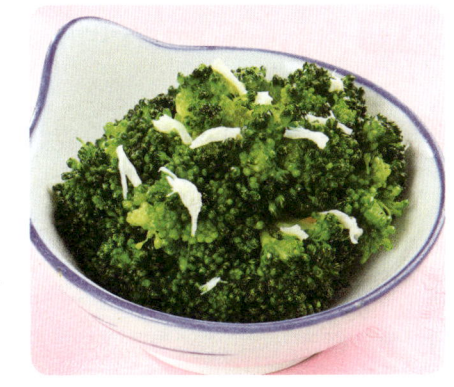

做法

1. 干贝用冷水泡发，撕成丝；西蓝花掰成小朵，焯水；花雕酒与生粉调成芡汁备用；蒜切片。
2. 热油锅中下蒜片爆香，倒入西蓝花翻炒后，加白糖和生抽，翻炒几下出锅。
3. 另起锅倒油加热，下干贝丝炒至变色，加高汤烧开后倒入调制的芡汁，大火收汁，加盐调味即可。

功效　此菜低脂低热量，可补脾和胃。

番茄炒菜花

主料　菜花 300 克，番茄 50 克。

配料　植物油 20 克，精盐、鸡精各 3 克。

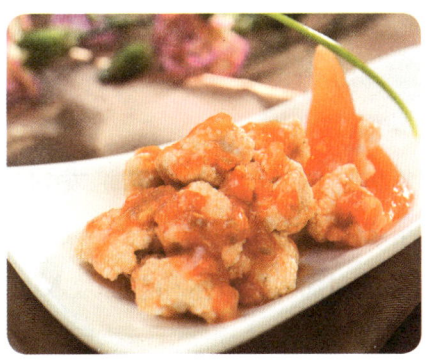

做法

1. 将菜花洗净掰成小朵，在开水中焯烫大约 2 分钟；番茄洗净切成块。
2. 锅中放入植物油，油热后放入番茄翻炒出汁，再放入菜花翻炒，最后加入精盐、鸡精调味即可。

功效　此菜具有美容抗癌、健胃消食的功效，且热量很低。

039

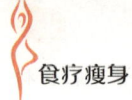
食疗瘦身

酸辣百合芹菜

主料 西芹1棵，鲜百合100克，红椒1个。

配料 植物油20克，食盐3克，醋、素汤、鸡精、辣椒油、芡汁各少许。

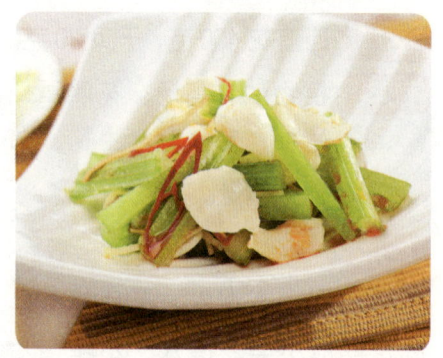

做法

1. 西芹择洗干净，斜切成条；百合洗净，入沸水中略焯捞出；红椒洗净，去籽，切丝。
2. 锅中倒油烧热，倒入素汤，加食盐烧沸，放入西芹、百合、红椒丝翻炒，加醋、辣椒油炒匀，加鸡精调味，勾芡即可。

功效 此菜有开胃消食、润肺止咳、利尿消肿、平肝降压等功效。

香菇油菜

主料 油菜、干香菇各适量。

配料 植物油、盐、淀粉、蚝油各适量。

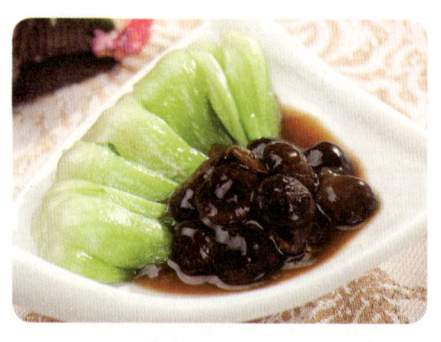

做法

1. 油菜对半剖开；香菇泡发划成十字刀；淀粉调汁。
2. 锅中加入适量水和盐，放入油菜和香菇焯熟，摆盘。
3. 锅中加入植物油，油热后加入蚝油、芡汁熬至浓稠，浇在香菇和油菜上即可。

功效 此菜具有降低血脂、解毒消肿、宽肠通便的功效。

Part 3　餐桌上的低脂低热量减肥食材

吃肉蛋奶，营养又减肥

　　肉蛋奶，是富含蛋白质的食物。蛋白质在减肥过程中起着关键作用，因其消化吸收相对缓慢，能够提供持久的饱腹感，减少食欲，从而降低过度进食的风险。

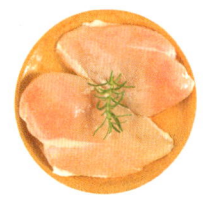

【鸡胸肉】

● **高蛋白、低脂肪**

营养成分： 蛋白质、磷脂类、B族维生素、维生素C等。

食疗功效： 健脾胃、促消化、活血脉、强筋骨等。

食用方法： 炒制、炸制、烤制、做馅、煮汤等。

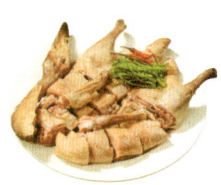

【鸭肉】

● **不饱和脂肪酸丰富**

营养成分： 不饱和脂肪酸、蛋白质、B族维生素等。

食疗功效： 滋补、养胃、缓解便秘、消水肿等。

食用方法： 炒制、炸制、烤制、煮汤等。

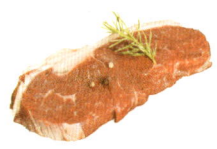

【牛肉】

● **补充人体必需的氨基酸**

营养成分： 蛋白质、肌氨酸、维生素B_6、钙、铁等。

食疗功效： 强壮筋骨、提高免疫力、益气养胃等。

食用方法： 炒制、煎制、烤制、煮汤、做馅等。

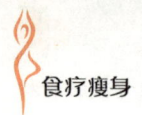

● 高蛋白、低热量，辅助减肥

营养成分： 蛋白质、不饱和脂肪酸、维生素A等。

食疗功效： 温通滋润、开胃健脾、补虚损、养颜、预防肥胖等。

食用方法： 炖煮、烧制、烤制、炸制、煮汤等。

【鱼肉】

● 理想的天然补品

营养成分： 蛋白质、卵磷脂、钙、磷、铁等。

食疗功效： 及时补充身体所需的营养，保护肝脏、健脑益智等。

食用方法： 炒制、煎制、煮食、煮汤、做馅等。

【鸡蛋】

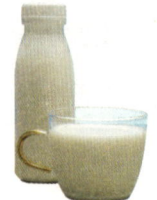

● 补充营养素，增加骨密度

营养成分： 蛋白质、钙、磷、维生素等。

食疗功效： 安眠、补钙、加快基础代谢和维持肌肉量等。

食用方法： 直饮、加入咖啡或茶中、制作糕点等。

【牛奶】

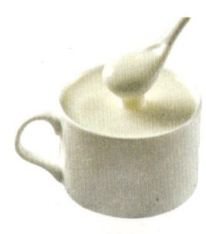

● 调整肠道菌群

营养成分： 蛋白质、钙、B族维生素等。

食疗功效： 促进胃肠蠕动、缓解便秘、清理肠道、预防高血压等。

食用方法： 直饮，搭配水果、坚果与麦片等食用，制作沙拉等。

【酸奶】

Part 3　餐桌上的低脂低热量减肥食材

推荐食谱：

五彩鸡丝

主料　鸡脯肉 100 克，青笋、胡萝卜各 30 克，黄甜椒、香菇各 10 克。

配料　大豆油、香油、葱末、姜末、精盐、味精、料酒、淀粉各适量。

做法

1. 鸡脯肉、青笋、胡萝卜、香菇、黄甜椒分别切丝。
2. 鸡肉丝放入碗中，加入精盐、料酒，再用淀粉抓匀上浆。
3. 用水、料酒、精盐、味精、淀粉调成芡汁备用。
4. 锅内倒大豆油，烧至三成热时，下鸡肉丝，炒熟后盛出。
5. 锅内留底油，放入葱末、姜末炒香，然后放入青笋丝、香菇丝、胡萝卜丝、黄甜椒丝和鸡肉丝，煸炒片刻，加入芡汁炒匀，淋上香油即可。

功效　此菜有补充营养、清热祛火、消肿利尿的功效。

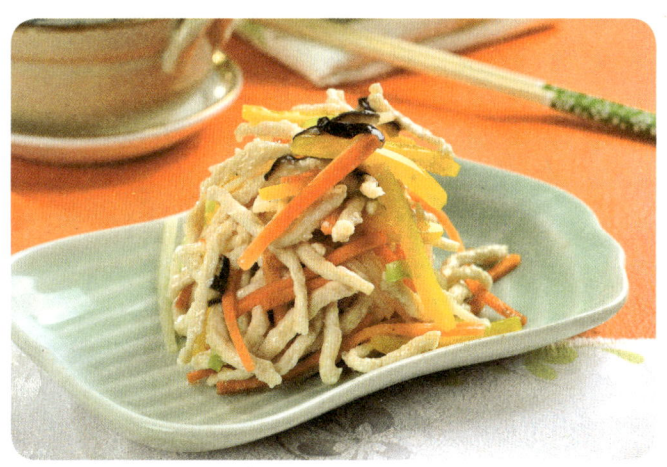

Tips
小贴士　青笋炒的时间过长就不脆爽了，可以晚些再放。

043

食疗瘦身

牛奶米糊

主料 牛奶、粳米。

做法

1. 粳米提前30分钟淘洗并浸泡。
2. 将粳米、牛奶放入豆浆机中,加入适量水,打制成米糊。
3. 把米糊盛入碗中,加入适量牛奶调匀即可。

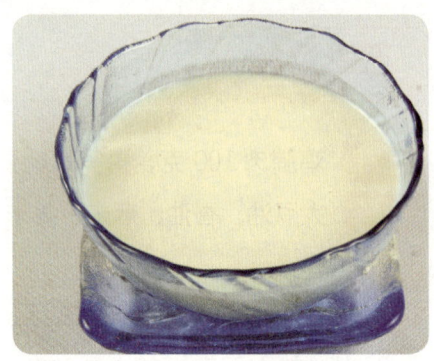

功效 此款米糊可以滋养肝肺、补益脾胃、调理阴虚,对减肥有助益。

滑蛋虾仁

主料 鲜虾仁250克,鸡蛋液260克。

配料 食盐、料酒、淀粉、食用油各适量。

做法

1. 虾仁洗净,去虾线,加入盐、料酒、适量鸡蛋清、淀粉抓匀;鸡蛋液放入碗中,加少许盐搅匀。
2. 锅内加油,油热后倒入鸡蛋液,煎至五成熟倒入虾仁,翻炒均匀即可。

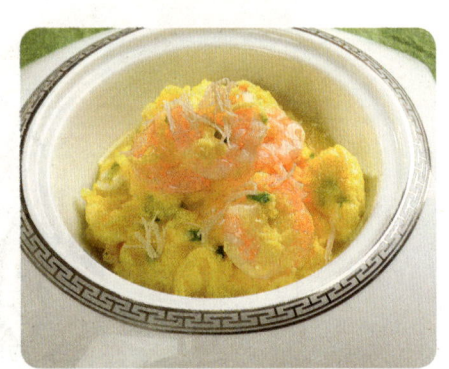

功效 此菜富含优质蛋白质,脂肪和热量都较低,适合减脂期食用。

Part 3 餐桌上的低脂低热量减肥食材

薏米酸奶豆浆

主料 黄豆 35 克，薏米 20 克，酸奶适量。

做法

1. 先将黄豆漂洗干净，去除杂物，然后浸泡 6～8 小时，捞出待用；薏米漂洗后浸泡约 3 小时即可。
2. 将经过浸泡的薏米、黄豆一起放入豆浆机中，加水打成豆浆。
3. 滤掉豆浆的渣滓，倒入杯子中，加入酸奶搅拌均匀即可饮用。

功效 此豆浆可活血利水、健脾去湿、调和肠胃、降脂减肥。

凉拌牛肉片

主料 牛肉 500 克。

配料 姜片、八角、盐、青杭椒、红杭椒、花椒粉、味精、醋、酱油各适量。

做法

1. 牛肉放入冷水锅中，开火煮，水开后撇去浮沫，加姜片、八角、盐，转中火煮至肉熟。
2. 牛肉捞出晾凉、切片、摆盘；青杭椒、红杭椒切圈。
3. 小碗中放花椒粉、味精、盐、醋、酱油调匀，放入青红椒圈，倒在牛肉上即可。

功效 此菜可增强免疫力和肌肉力量，是运动减肥者的理想选择。

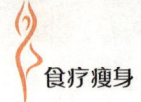 食疗瘦身

菌藻食物，瘦身好助力

菌藻类食物可以通过多种方式烹饪，如凉拌、煮汤、炒菜等，不仅丰富了减肥餐的口感和色彩，还可为身体提供必要的营养，成为瘦身的助力。

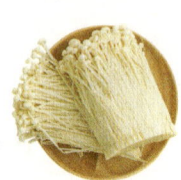

【金针菇】

● **防治心脑血管疾病**

营养成分： 膳食纤维、多糖、蛋白质、矿物质、维生素、精氨酸、赖氨酸等。

食疗功效： 促进生长发育、加快肠胃蠕动、降低胆固醇、抑制血脂等。

食用方法： 炒制、凉拌、煮汤等。

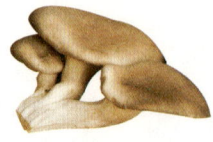

【平菇】

● **高营养、低热量**

营养成分： 蛋白质、氨基酸、多糖类、膳食纤维、钙、磷、烟酸等。

食疗功效： 疏风散寒、舒筋活络、改善新陈代谢、降低胆固醇、防癌抗癌等。

食用方法： 炒制、炸制、凉拌、煮汤等。

Part 3　餐桌上的低脂低热量减肥食材

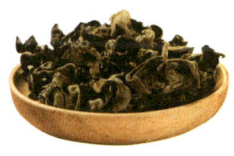

【黑木耳】

● **促进胃肠蠕动，防止便秘**

营养成分： 蛋白质、膳食纤维、氨基酸、铁等。

食疗功效： 清肺润肠、滋阴养胃、降低胆固醇、提高免疫力、防癌抗癌等。

食用方法： 炒制、凉拌、煮汤等。

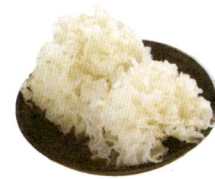

【银耳】

● **养胃补气，嫩肤美容**

营养成分： 蛋白质、氨基酸、不饱和脂肪酸、银耳多糖等。

食疗功效： 清热健胃、益气清肠、安眠补脑等。

食用方法： 凉拌、炒制、煮粥、煮汤等。

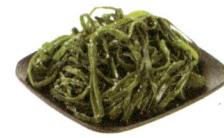

【海带】

● **改善易胖体质**

营养成分： 纤维素、蛋白质、胡萝卜素、烟酸、海带多糖、钙、铁、磷等。

食疗功效： 促进消化、加速热量消耗、降压、美肤美发、减肥等。

食用方法： 炒制、烧制、炖煮、凉拌、煮汤等。

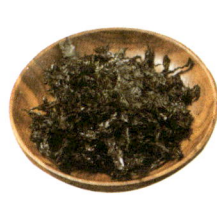

【紫菜】

● **富含膳食纤维，降低空腹血糖**

营养成分： 蛋白质、膳食纤维、不饱和脂肪酸、维生素C、钙、镁等。

食疗功效： 补肾养心、化痰软坚、清热利水、降血脂、补血等。

食用方法： 煮汤、炒制、凉拌、烤制等。

食疗瘦身

推荐食谱：

金针菇拌黄瓜

主料 金针菇、黄瓜各 200 克。

配料 彩椒 2 个，精盐 5 克，味精 3 克，白糖、白醋、蒜末各少许。

做法

1. 将金针菇用沸水焯一下；将黄瓜、彩椒切丝。
2. 将金针菇、黄瓜丝、彩椒丝放入容器中，加精盐、味精、白糖、白醋、蒜末拌匀装盘即可。

功效 此菜具有降血压、降血脂、降低胆固醇的功效。

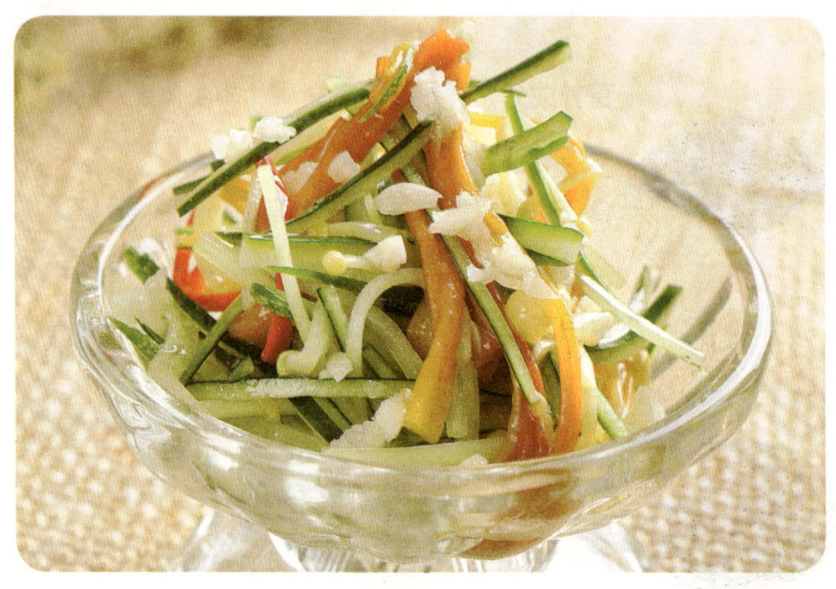

Tips 小贴士 金针菇焯水时，时间不宜太长，应保持脆爽，以免塞牙。

Part 3 餐桌上的低脂低热量减肥食材

银耳枸杞山药汤

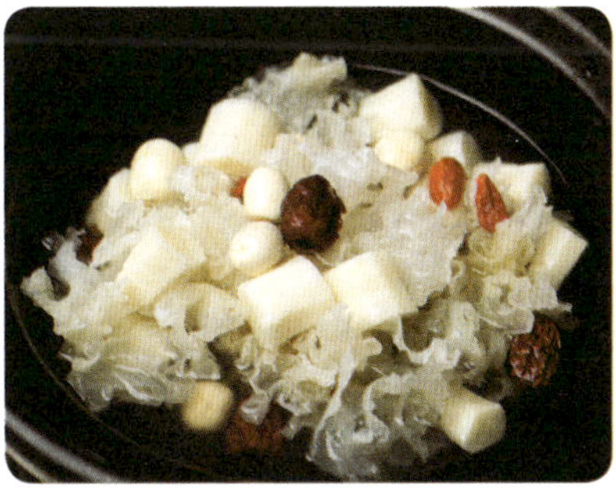

主料 银耳50克，枸杞20克，山药150克，红枣、莲子各30克。

配料 冰糖少许。

做法

1. 将山药切段；将莲子、枸杞分别放入冷水中浸泡1小时；银耳泡发，撕成小块。

2. 砂锅内放入适量的水，把银耳、枸杞、山药、红枣、莲子放入锅内，加入冰糖后熬制，至熟后即可食用。

功效 滋阴败火、滋肝补肾、健脾养胃、补虚强身等。

红烧平菇

主料 平菇500克。

配料 红椒10克，蒜25克，酱油、料酒各8克，胡椒粉3克，味精5克，精盐、植物油、水淀粉各适量。

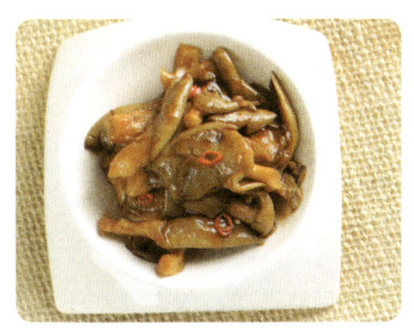

做法

1. 平菇撕片焯水；红椒切圈；蒜切末备用。

2. 锅中放油，油热后将蒜末、红椒圈放入爆香，倒入平菇，加入料酒、酱油、精盐、味精、胡椒粉调味，转小火慢烧，熟后用水淀粉勾芡即成。

功效 此菜可改善新陈代谢、增强体质，对降低胆固醇也有效果。

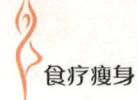

青瓜木耳

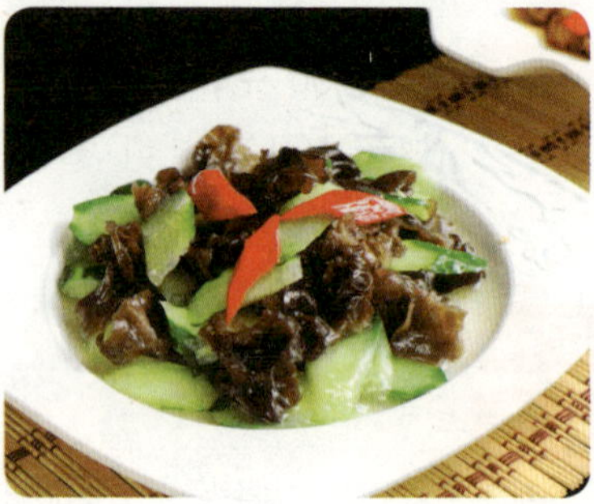

主料 黄瓜 200 克，木耳适量。

配料 油、食盐、鸡精、蒜、红椒各适量。

做法

1. 将黄瓜、红椒洗净；木耳用水泡发。

2. 削掉黄瓜的皮，切成厚片；红椒切片；蒜切碎；木耳焯烫一下晾干。

3. 锅中放油加热，放入蒜爆香，放红椒翻炒，再放入黄瓜煸炒。炒至断生，放入木耳翻炒均匀。

4. 顺锅倒入一点儿清水，然后调入食盐和鸡精翻拌均匀即可。

功效 此菜可清热解毒、益气润肺、降脂减肥。

拌海带丝

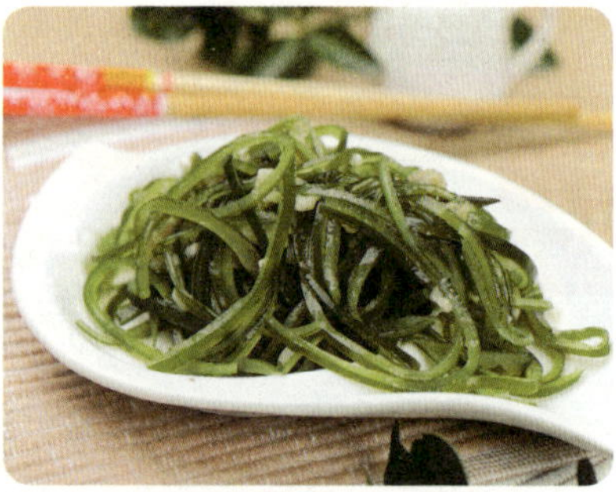

主料 海带丝 400 克。

配料 蒜泥 30 克，白醋 1 克，生抽 10 克，橄榄油 25 克，鸡精 3 克，食盐 4 克。

做法

1. 海带丝洗净，放入清水中浸泡 2 小时。

2. 锅中烧开水，倒入海带丝汆烫至熟，稍凉后切成段。

3. 海带丝放入碗中，加入蒜泥、橄榄油、鸡精、白醋、生抽、食盐，混合拌匀即可。

功效 海带的脂肪含量很低，富含膳食纤维，是减肥的理想食物。

Part 3 餐桌上的低脂低热量减肥食材

挑对主食，多吃也不胖

想要减肥成功，必须选择合适的主食。要尽量选择富含膳食纤维、营养丰富的主食，既能提供身体所需的能量和营养，也能增加饱腹感，降低热量摄入量，起到控制体重的作用。

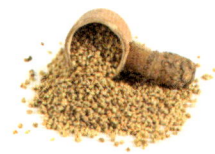

【荞麦】

● **饱腹感强，预防糖尿病**

营养成分： 蛋白质、赖氨酸、膳食纤维、铁等。

食疗功效： 降血糖、降血脂、降血压、辅助减肥等。

食用方法： 制成荞麦饼、荞麦面、荞麦茶等。

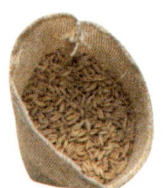

【燕麦】

● **低糖低热量，降糖减肥**

营养成分： 膳食纤维、维生素E、钙、铁、磷、锌等。

食疗功效： 降血脂、降糖减肥、改善便秘等。

食用方法： 制成燕麦片、燕麦米、燕麦饮料等。

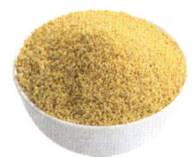

【小米】

● **色氨酸丰富，可调节睡眠**

营养成分： 蛋白质、色氨酸、B族维生素、烟酸等。

食疗功效： 养肾气、利小便、除烦闷等。

食用方法： 熬粥、蒸饭、酿酒等。

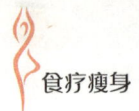
食疗瘦身

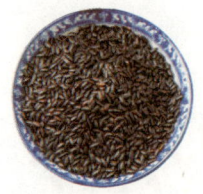
【黑米】

● **滋补保健，热量低**

营养成分： 蛋白质、膳食纤维、维生素C、叶绿素等。

食疗功效： 滋阴、益肾、补胃、降血糖等。

食用方法： 熬粥、制作糕点、酿酒等。

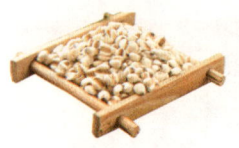
【薏米】

● **促进新陈代谢，减轻肠胃负担**

营养成分： 蛋白质、不饱和脂肪酸、薏苡仁酯等。

食疗功效： 利水消肿、健脾止泻、美白肌肤等。

食用方法： 煮粥、制作膨化食品、制作饼干与面条等。

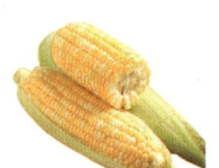
【玉米】

● **膳食纤维丰富，促消化**

营养成分： 膳食纤维、B族维生素、维生素E、胡萝卜素等。

食疗功效： 增加胃肠蠕动、防止便秘、降低胆固醇、美肤护肤等。

食用方法： 煮粥、制饼、做菜、烤玉米、榨油等。

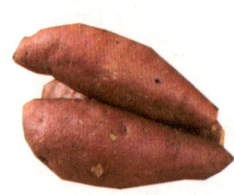
【红薯】

● **缓解肠燥便秘、脾虚水肿**

营养成分： 蛋白质、多糖、磷、钙、钾、胡萝卜素、维生素A、维生素C、维生素E等。

食疗功效： 益气生津、健脾养胃、补中和血、通便、保护心血管等。

食用方法： 烤红薯、蒸红薯、煮粥、红薯干、红薯粉条等。

Part 3 餐桌上的低脂低热量减肥食材

推荐食谱：

黑米馒头

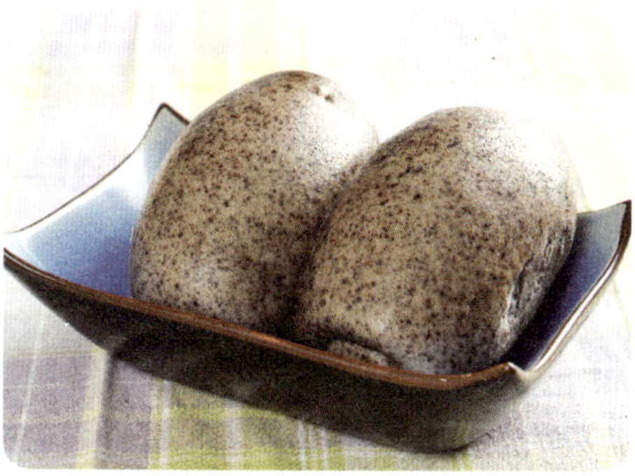

主料 小麦面粉 1000 克，黑米面 60 克。

配料 酵母水 4 毫升。

做法

1. 将小麦面粉与黑米面以 6 : 1 的比例混合均匀，加入化好的酵母水，揉成面团，静置发酵至 2 倍大。
2. 将面团揉均匀，分成大小相同的剂子，揉成团状。
3. 醒发 15 分钟后，上锅蒸 30 分钟即可。

功效 黑米馒头可清热解毒、益气润肺、降脂减肥。

红薯杂米米糊

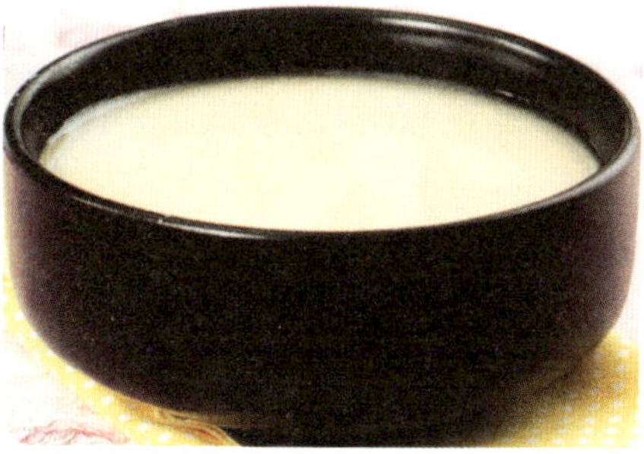

主料 红薯、红粳米、小米、大米各适量。

做法

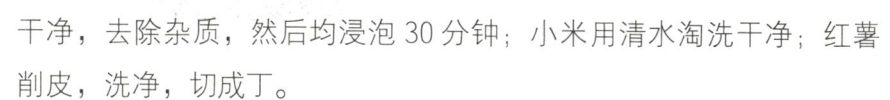

1. 先将红粳米、大米分别淘洗干净，去除杂质，然后均浸泡 30 分钟；小米用清水淘洗干净；红薯削皮，洗净，切成丁。
2. 把所有食材全部放入豆浆机中，加入适量水，打成米糊。
3. 把米糊盛入碗中即可。

功效 此款米糊可以清除体内自由基，保护心脑血管，对于失眠、便秘、神经衰弱具有很好的调理效果。

食疗瘦身

山楂荞麦豆浆

主料 黄豆 60 克，荞麦 30 克，山楂 15 克。

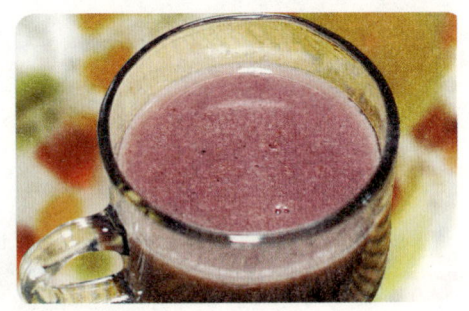

做法

1. 先将黄豆漂洗干净，去除杂物，然后浸泡 10~12 小时，捞出待用；荞麦淘洗干净后浸泡 2 小时，捞出待用；山楂洗净后去核和蒂。
2. 将经过浸泡的黄豆、荞麦和山楂一起放入豆浆机中打成五谷豆浆。
3. 滤掉豆浆的渣滓，倒入杯子中，即可饮用。

功效 此款豆浆可以开胃消食、降低血压和胆固醇。

玉米百合豆浆

主料 黄豆 50 克，玉米、干百合各 20 克。

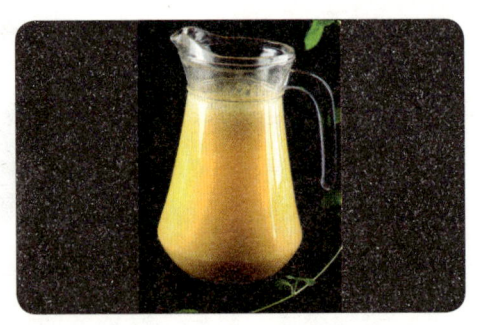

做法

1. 先将黄豆漂洗干净，去除杂物，然后浸泡 6 小时，捞出待用；玉米淘洗干净，浸泡 2 小时；干百合洗净，用清水浸泡 2 小时。
2. 将所有食材一起放入豆浆机中，打成豆浆。
3. 滤掉豆浆的渣滓，即可饮用。

功效 此款豆浆有补脾益胃、健脾渗湿、补肺清热、利尿消肿、润肺止咳、清心安神、补充能量、养颜护肤、抑癌抗瘤等功效。

Part 3　餐桌上的低脂低热量减肥食材

十种水果，越吃越瘦

在减肥过程中，合理食用水果，既能满足口腹之欲，又能为瘦身助力，让你在享受美味的同时，逐渐实现减肥目标。

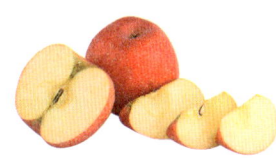

【苹果】

● **通便排毒，降低胆固醇**

营养成分：碳水化合物、有机酸、果糖、果胶等。

食疗功效：益胃生津、润肠通便、降低胆固醇等。

食用方法：鲜食、榨汁、煮汤。

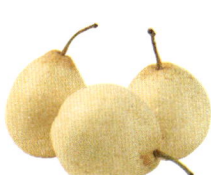

【梨】

● **通便，利消化**

营养成分：膳食纤维、碳水化合物、水分、维生素C、有机酸、钙、磷、铁、胡萝卜素等。

食疗功效：清热镇静、化痰止咳、促进消化等。

食用方法：鲜食、榨汁、煮汤、蒸制等。

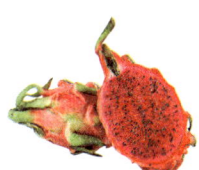

【火龙果】

● **降低血糖，润肠通便**

营养成分：B族维生素、维生素C、膳食纤维等。

食疗功效：排毒护胃、促进消化、润肠通便等。

食用方法：鲜食、榨汁、煮汤等。

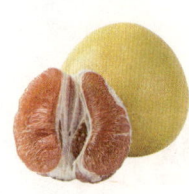

【柚子】

● **富含水溶性纤维素**

营养成分： 膳食纤维、蛋白质、矿物质、维生素等。

食疗功效： 降低血糖、助消化、调节新陈代谢、减少便秘、提高免疫力等。

食用方法： 鲜食、榨汁、制成茶饮等。

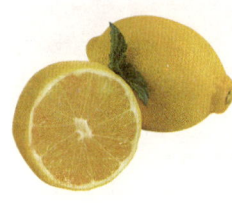

【柠檬】

● **刺激消化，提高机体免疫力**

营养成分： 维生素C、柠檬酸、B族维生素、烟酸等。

食疗功效： 生津止渴、促进消化、减少脂肪堆积、提高免疫力等。

食用方法： 榨汁、泡水、腌制、加入菜肴等。

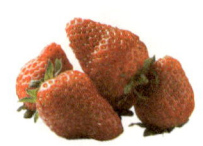

【草莓】

● **低糖高纤维，减肥佳果**

营养成分： 维生素C、苹果酸、柠檬酸、胡萝卜素、钙、磷等。

食疗功效： 促进胃肠道的蠕动、改善便秘、美容护肤、护眼明目等。

食用方法： 鲜食、榨汁、制成果酱、加工糕点等。

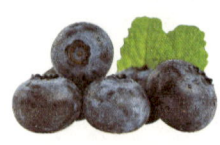

【蓝莓】

● **提高饱腹感，减少食欲**

营养成分： 维生素A、维生素C、氨基酸、钙、磷、黄酮等。

食疗功效： 保护视力、燃烧和分解脂肪、软化血管、提高免疫力等。

食用方法： 鲜食、榨汁、制成果酱和果干等。

Part 3 餐桌上的低脂低热量减肥食材

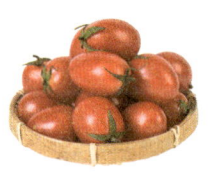

【圣女果】

● **减肥，抗衰老**

营养成分： 维生素C、膳食纤维、番茄红素、有机酸、果胶、叶酸、维生素P、维生素B_1、锌等。

食疗功效： 生津止渴、健胃消食、清热除烦、预防心脑血管疾病等。

食用方法： 鲜食、榨汁、炒菜、制成果酱等。

● **消除炎症和水肿**

营养成分： 纤维素、维生素C、胡萝卜素、烟酸、菠萝朊酶、柠檬酸、蛋白酶、磷等。

食疗功效： 清热解暑、消食和胃、止泻、利尿消肿、美容护肤等。

食用方法： 鲜食、榨汁、制成果酱和果干、炒制、煮汤等。

【菠萝】

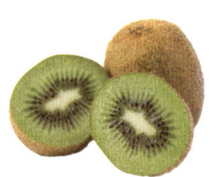

【猕猴桃】

● **促进肠道蠕动，助消化**

营养成分： 维生素C、膳食纤维、胡萝卜素、氨基酸、钾、叶酸等。

食疗功效： 生津止渴、促进消化、清肠排毒、防止便秘。

食用方法： 鲜食、榨汁、制成果酱和果干等。

057

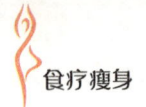

食疗瘦身

推荐食谱：

蘑菇菜心炒圣女果

主料 鲜蘑菇 100 克，菜心 250 克，圣女果 4 个，木耳 2 朵。

配料 植物油 40 毫升，白糖 10 克，盐、味精、香油各适量。

做法

1. 将鲜蘑菇削去柄，大的撕成两半；木耳泡发，撕小朵；圣女果切成两半。

2. 用大火烧油至冒烟，倒入菜心煸炒，至菜叶变软且色变深时放入蘑菇、木耳、圣女果同炒，加入盐、白糖和水；盖上锅盖烧 3 分钟，再加入味精炒匀，淋上香油即可。

功效 此菜有清热解毒、润肠通便、降低胆固醇等功效，对瘦身减肥和护肤养颜有益处。

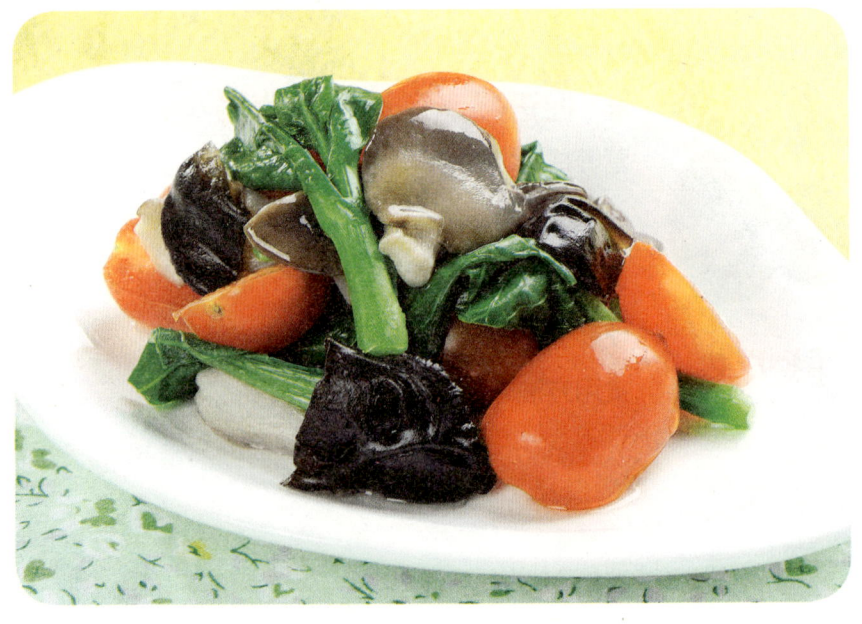

Part 3 餐桌上的低脂低热量减肥食材

火龙果白菜南瓜汁

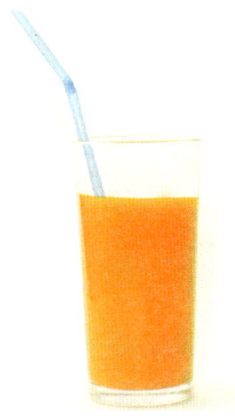

主料 火龙果 300 克，白菜 150 克，南瓜 100 克。

做法

1. 白菜洗净后切碎待用；南瓜洗净后削皮，去瓤去籽，切碎待用；火龙果去皮，切碎待用。
2. 把火龙果、白菜、南瓜放入豆浆机中，接通电源，加入适量的水，按下"果蔬汁"按键。
3. 将榨好的火龙果白菜南瓜汁倒入杯中即可。

功效 具有降低胆固醇、防治便秘、防治大肠癌和减肥等功效。

柚子芹菜汁

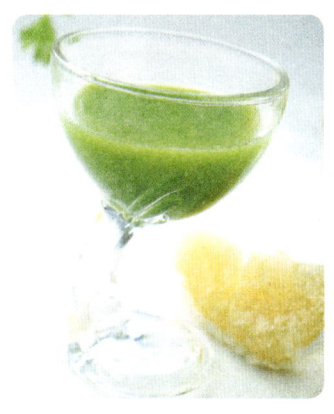

主料 柚子 200 克，芹菜 100 克。

做法

1. 芹菜择洗干净，切成段；柚子剥皮去籽，把果肉切成小块待用。
2. 把所有食材一起放入豆浆机中，接通电源，加入适量的水，按下"果蔬汁"按键。
3. 将榨好的柚子芹菜汁倒入杯中即可。

功效 具有健胃、润肺、补血、清肠通便、降低胆固醇等功效。

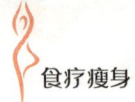
食疗瘦身

雪梨炖山药

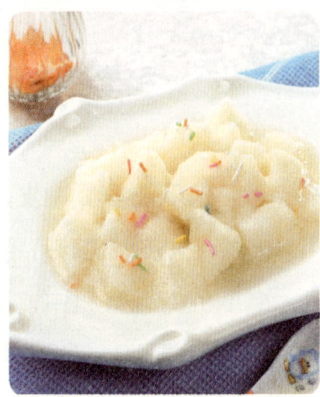

主料 雪梨1个，山药1根。

配料 冰糖少许。

做法

1. 将雪梨、山药分别去皮并切成块。
2. 锅中倒入适量清水，加入雪梨、冰糖，中小火煲约15分钟。
3. 等雪梨渐渐变得清透时，加入山药块煲至山药绵软关火即可。

功效 此品可益肺润燥、清热化痰、健脾养胃、补肾涩精。

菠萝豆腐

主料 菠萝半个，豆腐1块，熟青豆适量。

配料 盐20克，葱半根，姜汁数滴，橄榄油、番茄酱、味精、淀粉各适量。

做法

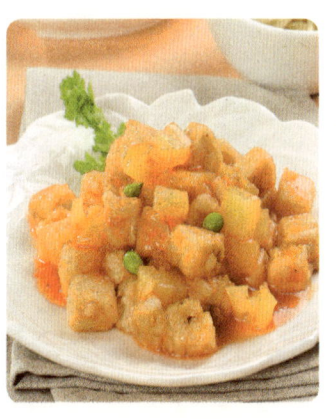

1. 菠萝去皮切块；豆腐放入开水中焯一下切块；葱洗净切段。
2. 碗中加入淀粉、豆腐块，搅拌均匀，下橄榄油锅煎至两面金黄。
3. 锅留底油，下葱段、姜汁爆香，倒入番茄酱煸炒，加盐、味精调味，倒入清水，煮沸后倒入豆腐块、菠萝块、熟青豆快速炒匀即可。

功效 此菜可健胃消食、增强饱腹感，减肥期间可适量食用。

060

Part 3　餐桌上的低脂低热量减肥食材

干果零食，瘦身不挨饿

干果作为一种零食，在减肥过程中确实可以发挥独特的作用。在两餐之间适量食用，既能满足食欲，又能避免过度饥饿，但务必注意适量，过量食用会影响瘦身效果。

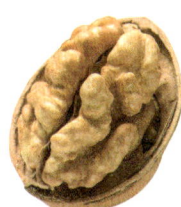

【核桃仁】

● **缓解大便燥结**

营养成分： 蛋白质、不饱和脂肪酸、维生素E、钾、钙、铁等。

食疗功效： 健脑补虚、促进新陈代谢、降低胆固醇、润燥滑肠、防癌抗癌等。

食用方法： 生食、炒制、炸制、凉拌、制作糕点、煮粥、榨油等。

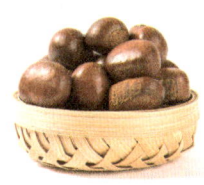

【板栗】

● **健脾益胃，缓解便秘**

营养成分： 蛋白质、膳食纤维、氨基酸、胡萝卜素、维生素C、铁、镁、磷等。

食疗功效： 益气健脾、补肾气、厚肠胃、止血消肿、缓解便秘、降低胆固醇等。

食用方法： 烤制、制作糕点、煮汤、炒制等。

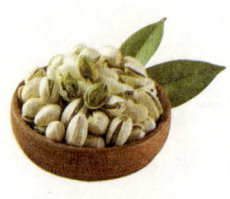

【开心果】

● **低脂肪、高纤维**

营养成分： 蛋白质、膳食纤维、叶黄素、精氨酸、维生素A、维生素E等。

食疗功效： 润肠通便、降低血脂、防癌抗癌等。

食用方法： 烤制、制作糕点、炒制等。

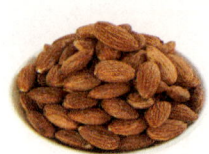

【杏仁】

● **降低胆固醇，增加饱腹感**

营养成分： 蛋白质、膳食纤维、B族维生素、维生素E、苦杏仁苷、钙、硒等。

食疗功效： 止咳平喘、降低胆固醇、减肥等。

食用方法： 烤制、炒制、制作糕点、凉拌等。

● **控制饥饿感，午后加餐好选择**

营养成分： 蛋白质、不饱和脂肪酸、维生素A、维生素B_1、蛋白酶抑制剂等。

食疗功效： 润肠通便、去烦除痰、防癌抗癌等。

食用方法： 烤制、炒制、制作糕点等。

【腰果】

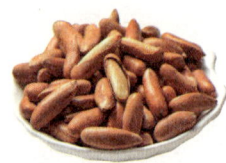

【松子】

● **富含不饱和脂肪酸**

营养成分： 蛋白质、不饱和脂肪酸、维生素E、磷、锰等。

食疗功效： 润肠通便、健脑、增强体质等。

食用方法： 烤制、炒制、榨油等。

Part 3　餐桌上的低脂低热量减肥食材

推荐食谱：

燕麦核桃仁粥

主料 燕麦 50 克，核桃仁 30 克。

配料 玉米粒 10 克，鲜奶适量。

做法

1. 燕麦泡发洗净。
2. 锅置火上，倒入鲜奶，放入燕麦。
3. 加入核桃仁、玉米粒同煮至浓稠状即可。

功效 健脾健肝、养肺益气、补肾固精、润肠通便、降脂减肥。

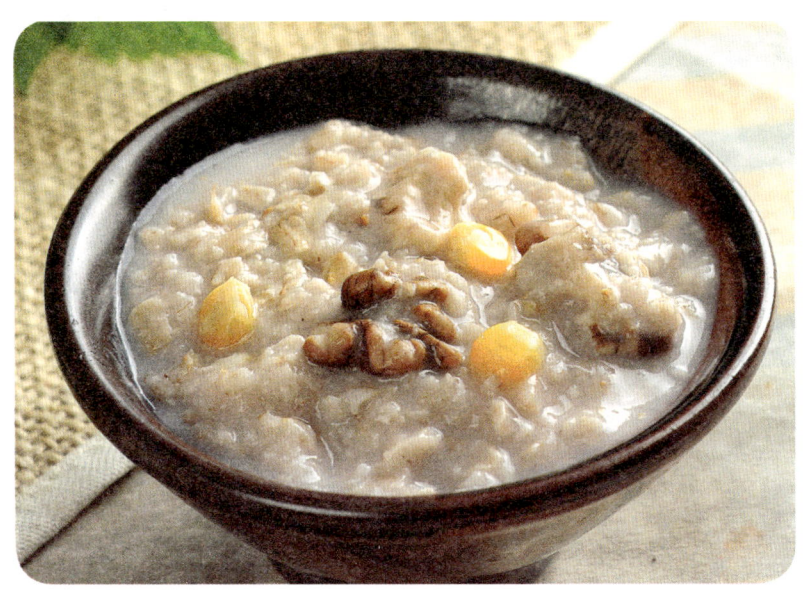

Tips

小贴士 煲此粥时，一定要将燕麦用清水泡发。

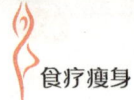

食疗瘦身

板栗玉米煲排骨

主料 排骨500克，甜玉米1根。

配料 黄酒20克，栗子肉、红枣、枸杞、精盐、葱段、姜片、胡椒粉各适量。

做法

1. 排骨洗净，冷水入锅焯水，撇去血沫，捞出过凉；甜玉米洗净切段；栗子肉用清水浸泡片刻待用。
2. 煲中加入热水、葱段、姜片、红枣、枸杞、黄酒后，再加入排骨。
3. 加盖大火煮开后小火炖煮20分钟，然后加入玉米、栗子肉，用小火炖煮30分钟，停10分钟后加入精盐和胡椒粉调味，大火煮开关火。

功效 健脾胃，强筋骨，滋阴润燥，是瘦身减肥期的滋补佳品。

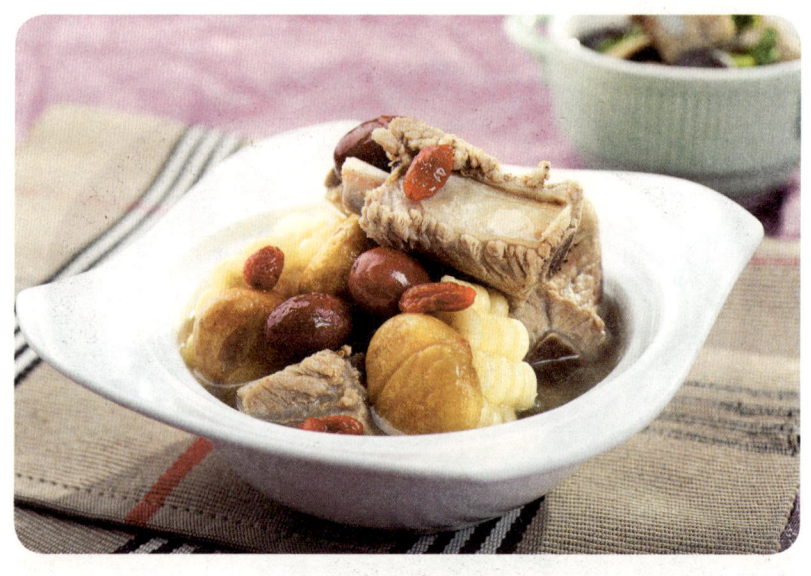

Tips 小贴士 加水炖煮时，水要一次放够，中途不再加水。

Part 3　餐桌上的低脂低热量减肥食材

腰果炒虾仁

主料　虾仁 200 克，腰果、火腿各 50 克。

配料　青椒、红椒各 1 个，葱末、姜末各 10 克，料酒、精盐、白胡椒粉、水淀粉、白糖、植物油各适量。

做法

1. 火腿切丁；青椒、红椒洗净去蒂切成圈状。
2. 锅中放油烧热，放入葱末、姜末、青椒圈、红椒圈炒香。
3. 加入虾仁和火腿翻炒，调入料酒、精盐、白胡椒粉、白糖和水淀粉，翻炒均匀后加入腰果，拌匀即可。

功效　此菜含有多种维生素和矿物质，具有化瘀解毒、益气滋阴的功效。

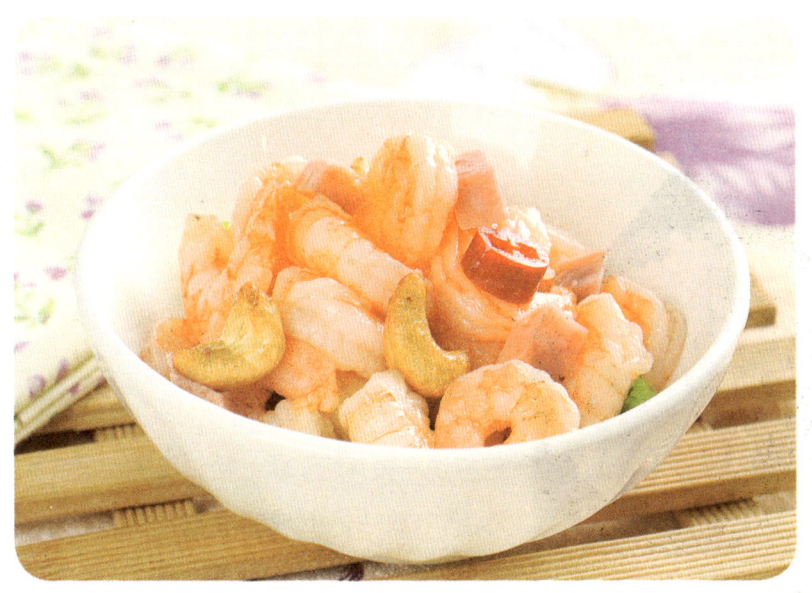

Tips

小贴士　在炒虾仁的时候一定要控制好油温，将火调到最小挡，这样做出的虾仁才爽滑、有弹性。

065

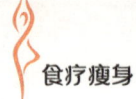
食疗瘦身

杏仁拌苦菊

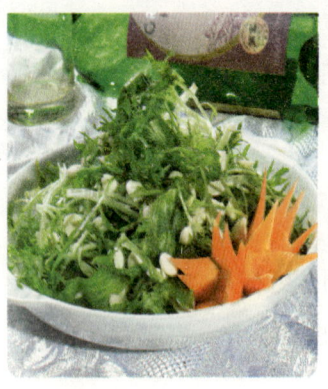

主料 苦菊 150 克，杏仁 50 克。

配料 蒜泥 10 克，醋、生抽各 4 克，盐、白糖各 2 克。

做法

1. 将杏仁用水泡 24 小时左右，中间换 3~5 次水。
2. 杏仁去皮后放入开水锅中焯 3 分钟，苦菊洗净切段，杏仁和苦菊一起放入盘中。
3. 在蒜泥中加盐、生抽、醋及白糖调汁，再将料汁倒入菜中调匀即可。

功效 此菜有消炎降暑、养血下火等功效，适合减肥人群。

松仁玉米

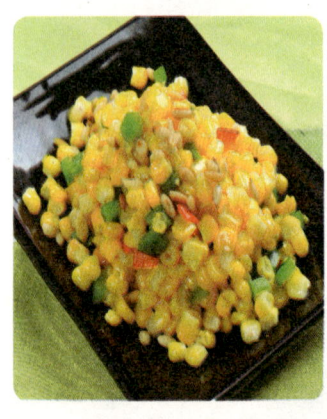

主料 玉米粒 150 克，松仁 10 克。

配料 青椒、红椒各 1 个，盐 3 克，牛奶 50 克，植物油 15 克。

做法

1. 玉米粒淘洗净，放入开水锅中煮熟；青椒、红椒洗净去蒂切丁状；松仁用平底锅焙香。
2. 锅中放油，七成热时放入玉米粒、青椒丁、红椒丁翻炒一会儿，倒入牛奶，放入盐翻炒均匀。
3. 盖上锅盖焖煮 3 分钟左右，大火收汤后撒入松仁炒匀即可。

功效 此菜营养丰富、饱腹感强，是减肥者的理想菜肴之一。

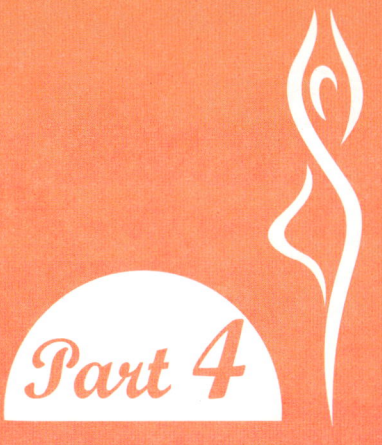

Part 4
刮油家常菜，
营养不长胖

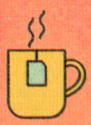

在减肥过程中，多吃一些富含膳食纤维、维生素、蛋白质的蔬菜及适量肉类，不仅是味觉的享受，更有助于刮油减脂，实现纤体的目标。

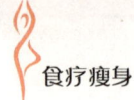 食疗瘦身

排毒菜，瘦身又美容

减肥瘦身离不开排毒，想要快速瘦下来，并一直保持纤细窈窕的身材，那就一定要注重排毒。在这里给大家推荐几道美味的排毒菜，既能瘦身又可美容。

清炒红薯丝：排毒，瘦身，美容

主料 红薯200克。

配料 葱花3克，盐、鸡精各2克，油适量。

做法

1. 红薯去皮洗净，切丝备用。
2. 锅下油烧热，放入红薯丝炒至八成熟。
3. 加盐、鸡精炒匀，待熟装盘，撒上葱花即可。

功效 此菜具有排毒通便、瘦身美容、延缓衰老的功效。

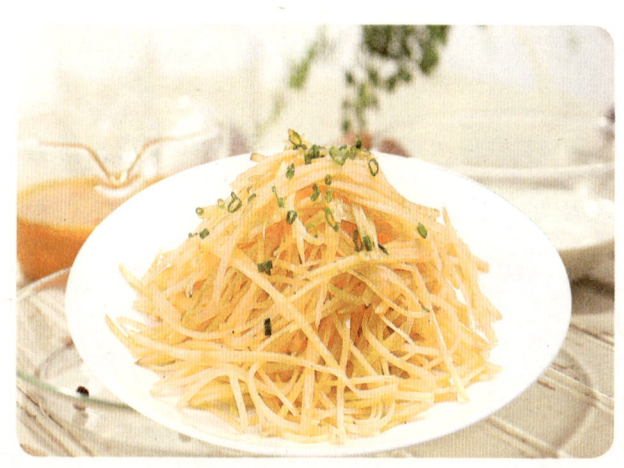

Tips 小贴士 红薯丝切得越细，口感越佳。

Part 4　刮油家常菜，营养不长胖

素炒绿豆芽：越吃人越瘦

主料　绿豆芽 300 克，香芹 50 克。

配料　生抽 10 毫升，醋 5 毫升，植物油、红油、食盐、鸡精、姜、蒜、花椒各适量。

做法

1. 把绿豆芽掐去头、尾，洗净备用；香芹摘去叶子，洗净切成小段；姜、蒜切成末。

2. 锅中放入植物油烧热，放入花椒、姜、蒜煸炒一下，放入绿豆芽和香芹，用旺火快炒。

3. 八成熟时加入生抽、红油、醋、食盐、鸡精，再快炒几下即可。

功效　此菜有清热解毒、减肥润肤的功效。

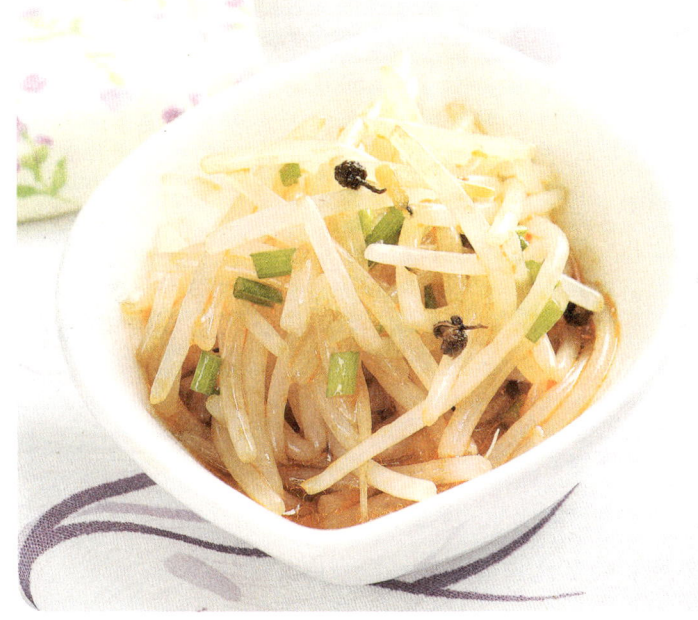

Tips
小贴士　绿豆芽不宜炒得太久，否则影响口感。

大拌菜：美容养颜，排毒瘦身

主料 紫甘蓝、青椒、红椒、卷心菜、胡萝卜、豆皮、黄瓜、粉丝各80克。

配料 盐、味精、酱油、香油等各适量。

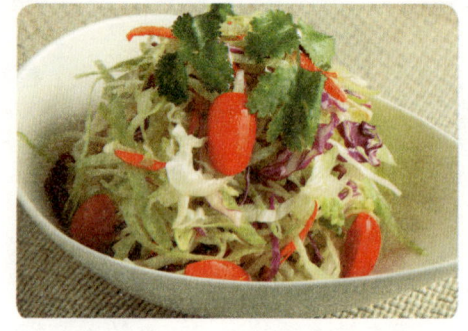

做法

1. 前7种食材均洗净，切丝；粉丝泡发好。

2. 以上主料用开水焯熟，装盘，加盐、味精、酱油、香油搅拌均匀即可。

功效 此菜具有促进新陈代谢、增强肠道排毒能力的功效。

麻辣魔芋：热量极低，味道满分

主料 魔芋1盒。

配料 青椒、红椒各1个，盐、酱油、花椒、辣椒面、植物油各适量。

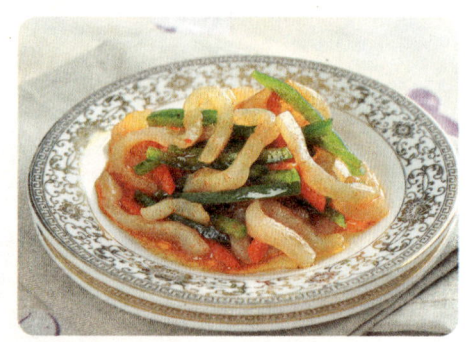

做法

1. 魔芋用清水冲洗干净；青椒、红椒洗净去蒂切丝。

2. 锅中加热少许植物油，爆香花椒，然后倒入魔芋，翻炒几下，加入少许盐入味，再加入适量酱油、辣椒面，翻炒均匀。

3. 倒入青椒丝、红椒丝，拌匀后加水，大火收干汤汁后即可。

功效 此菜富含膳食纤维，可以增加饱腹感，并促进胃肠蠕动，加速消化，防止热量堆积。适当食用有通便排毒、帮助减肥等功效。

Part 4　刮油家常菜，营养不长胖

养胃菜，促进消化助减肥

中医认为，脾胃是后天之本，是气血化生之源；现代医学将肠胃功能放在十分重要的位置。只有胃的功能正常，其他脏腑和器官才能得到正常的营养供给。因此，减肥也需要先把胃养好。

炝炒包菜：营养丰富，热量低

主料 包菜 500 克。

配料 干辣椒 30 克，花椒 10 克，蒜、盐、生抽、醋、食用油各适量。

做法
1. 将包菜用手撕成小块，洗净沥干水分备用。
2. 锅烧热，倒入食用油后放入蒜、干辣椒、花椒爆香。
3. 倒入包菜快速翻炒，加入生抽和盐调味。
4. 沿锅倒少许醋，翻炒后即可出锅。

功效 此菜有清热利湿、健脾开胃、提高免疫力、防衰老等功效，且包菜的热量和脂肪含量低，有助于减肥瘦身。

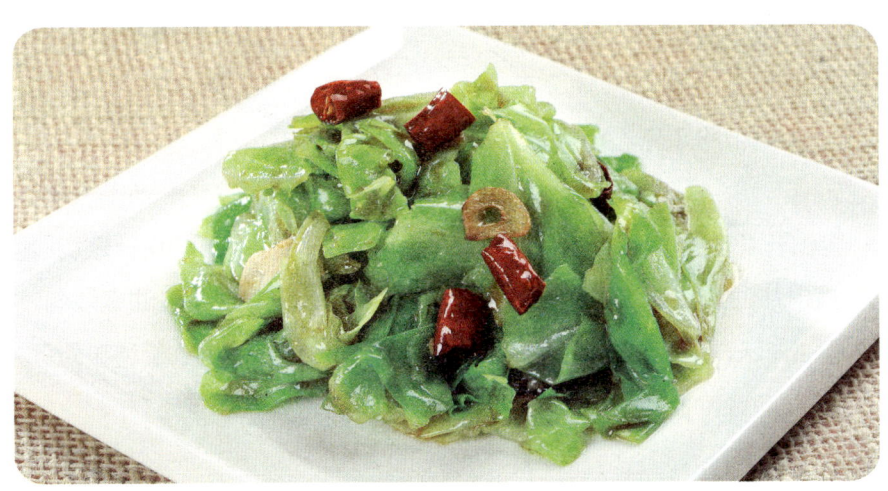

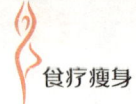
食疗瘦身

豉香春笋丝：益气和胃，促进消化

主料 春笋 250 克，红椒、里脊肉各 50 克。

配料 豆豉、植物油、蒜末、生抽、食盐、料酒、鸡精、胡椒粉、麻油、黄酒各适量。

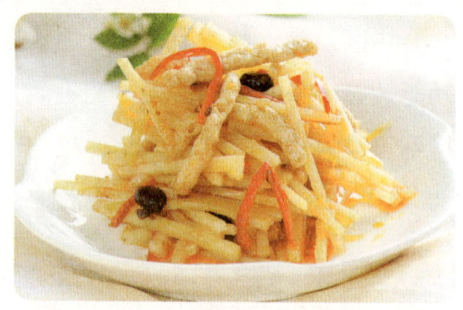

做法

1. 春笋切丝，焯水；里脊肉切丝，加入料酒、生抽、胡椒粉和黄酒腌渍；红椒切丝。

2. 锅中倒油，放入蒜末、豆豉爆香，加入里脊肉爆炒，放入笋丝、红椒丝翻炒，加入食盐、麻油、鸡精调味即可。

功效 此菜有清热化痰、益气和胃、促进消化的功效。

香菇山药：减肥瘦身，防癌抗癌

主料 山药 300 克，香菇、甜椒各 50 克，胡萝卜 100 克。

配料 植物油 20 克，葱 5 克，精盐 3 克，酱油 3 克，胡椒粉 1 克。

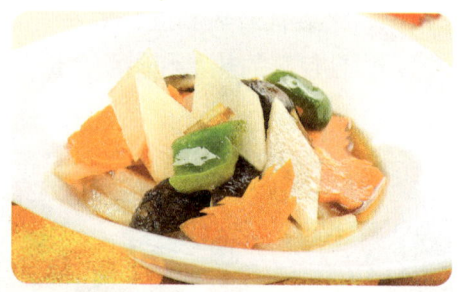

做法

1. 将山药切菱形片；胡萝卜切花形片；甜椒切块；香菇切块；葱切段。

2. 锅中加油烧热，爆香葱段，放入山药、香菇、胡萝卜、甜椒炒匀，淋酱油调味，加少许水，中火焖煮 10 分钟，加入精盐和胡椒粉调味即可。

功效 此菜可增强免疫功能、减肥瘦身、防癌抗癌等。

Part 4　刮油家常菜，营养不长胖

田园小炒：益气养血，助瘦身

主料　莲藕、木耳、甜豆角、胡萝卜各 50 克。

配料　蒜末 10 克，枸杞 5 克，食盐 3 克，植物油适量，鸡精少许。

做法

1. 莲藕、胡萝卜去皮洗净，切片；木耳泡发洗净，撕成小朵；甜豆角洗净，切段。
2. 将上述主料依次放入沸水中焯至五成熟捞出。
3. 锅中置油烧热，下蒜末爆香，放入所有主料转大火翻炒 1 分钟，加食盐、枸杞翻炒至熟，撒上鸡精即可出锅。

功效　此菜健脾补胃、益气养血、清热排毒，常食有瘦身之效。

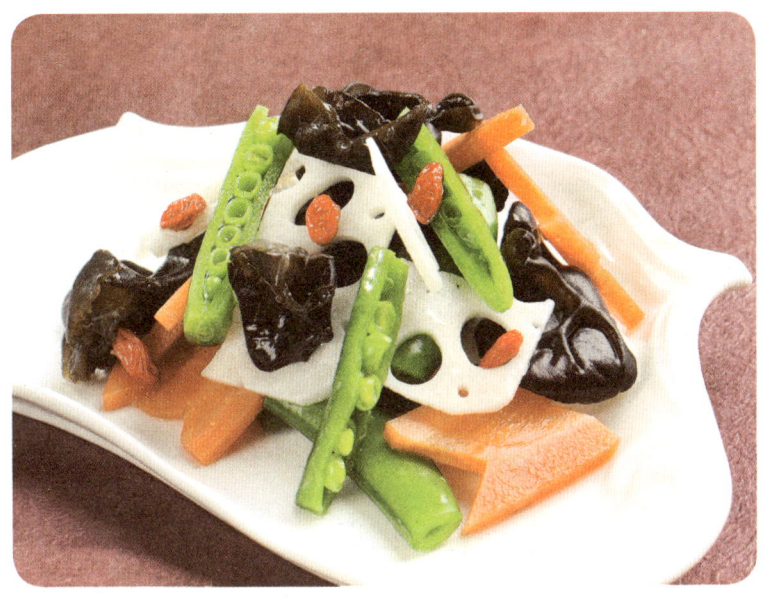

Tips 小贴士　制作过程中，不要加过多的调料，以免影响菜品的清新味道。

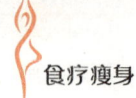
食疗瘦身

润肠菜，能降血脂和血压

只有肠道功能正常，人体才能正常消化食物、吸收营养。同时，肠道也是人体排毒的一大通道，在瘦身的过程中，可以常吃具有润肠通便功效的菜肴。

金针菇拌黄花菜：营养美味，清理肠胃

主料 金针菇100克，干黄花菜50克。

配料 花椒8粒，植物油、精盐、鸡精、醋、生抽、干辣椒末各适量。

做法

1. 金针菇处理干净，撕散；干黄花菜洗净泡发；将金针菇和黄花菜倒入锅中焯水烫熟，捞出用凉水冲一下。
2. 用精盐、鸡精、醋、生抽调成调味汁，浇在金针菇和黄花菜上面搅匀。
3. 锅中热油，下花椒、干辣椒末爆香，然后浇在金针菇和黄花菜上即可。

功效 金针菇可以宽肠通便，防治高血压；黄花菜能够增加饱腹感，帮助清理胃肠道。

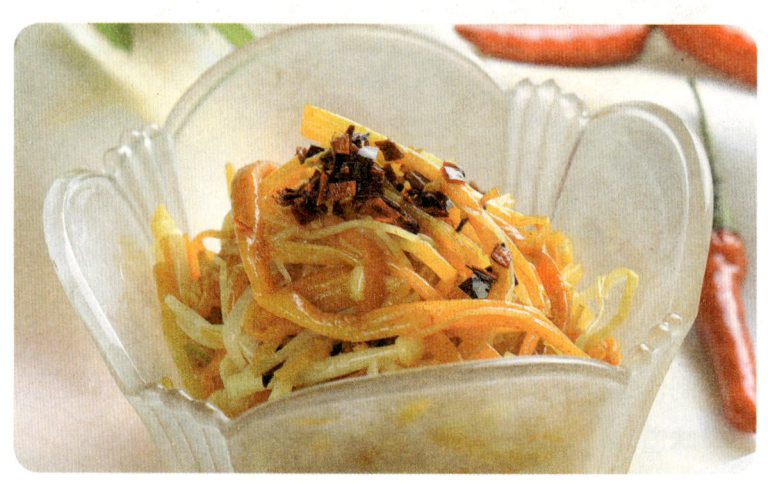

Part 4　刮油家常菜，营养不长胖

香菇酱菠菜：止渴润燥，通利肠胃

主料　菠菜 300 克。

配料　酸笋 30 克，香菇酱 25 克，蒜末 5 克，辣椒油、食盐、植物油少许。

做法

1. 菠菜去根、去老叶，洗净；酸笋用清水投洗 1 遍，切成小丁。
2. 锅内烧开水，放入适量的食盐和几滴植物油，再放入菠菜焯熟，捞出放入冷水中泡一会儿，再控干水分，摆入盘中。
3. 炒锅上火，加植物油烧热，下入蒜末、香菇酱、酸笋丁、辣椒油炒出香味，加少许清水煮制，待汤汁浓稠浇到菠菜上即可。

功效　此菜可通血脉、开胸膈、止咳润燥、通肠导便、加快消化，有辅助减肥的效果。

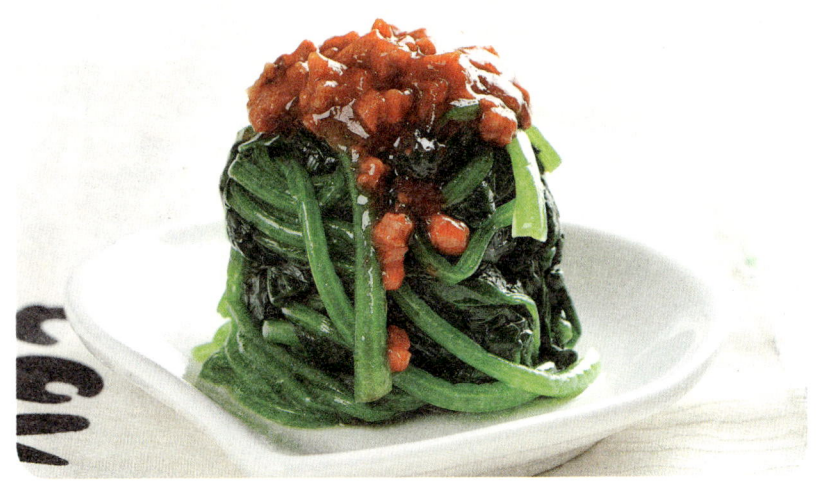

Tips
小贴士　香菇酱本身已有咸味，应当少放盐。

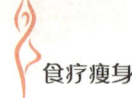

香辣杏鲍菇：降血脂，润肠胃

主料 杏鲍菇 500 克。

配料 干辣椒 20 克，食盐、鸡精各 5 克，葱、植物油、海鲜酱油各适量。

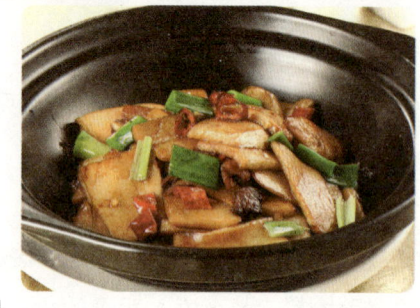

做法

1. 杏鲍菇切片；葱切段；干辣椒切段。
2. 锅中放油，烧至五成热，放入干辣椒煸炒出香味，倒入杏鲍菇，大火煸炒，放入食盐和海鲜酱油调味。
3. 放入葱段，煸炒至杏鲍菇变软，放入鸡精调味，炒匀即可。

功效 杏鲍菇营养丰富，具有降血脂、润肠胃、抗癌等作用。

菠菜拌海蜇：清热养阴利肠道

主料 菠菜、海蜇各 400 克。

配料 小米椒 4 个，生抽、香醋各 15 克，蒜末、鸡精、盐、香油、熟芝麻各适量。

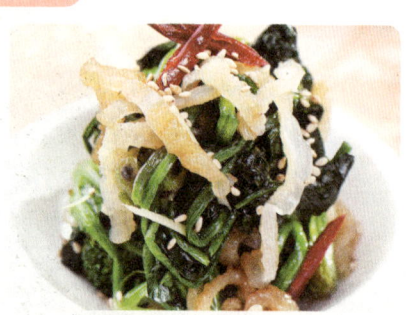

做法

1. 菠菜洗净，在锅中焯一下，切段；海蜇冲洗干净；小米椒去蒂，斜切成两半。
2. 取一个小碗加入生抽、香醋、蒜末、鸡精、盐混合拌匀。
3. 将所有食材放入大碗中，加入混合好的调味料拌匀，淋入香油，撒上熟芝麻拌匀即可。

功效 菠菜通血脉、利肠胃，海蜇清热、润肠。

Part 4 刮油家常菜，营养不长胖

高蛋白菜，补充营养不长胖

减肥也要注意加强营养，这和减肥并不冲突。因为在减肥的过程中，大家很容易走入素食化的误区，进而造成营养不良。减肥期间如何正确补充优质蛋白，以下食谱可供参考。

炝拌牛肉：低热量，高营养

主料 牛肉（瘦）200 克。

配料 黄瓜、洋葱、红椒、青椒各 50 克，香芹 20 克，花椒 10 克，精盐 3 克，味精 2 克，醋、香油各 5 克，胡椒粉 1 克。

做法

1. 将牛肉煮熟切丝；黄瓜、洋葱、红椒、青椒分别切成与牛肉一样长短的细丝；香芹切成和牛肉丝一样长的段。
2. 花椒用香油炸出花椒油，将牛肉丝、黄瓜丝、洋葱丝、红椒丝、青椒丝和香芹段加入精盐、味精、醋、香油、胡椒粉拌匀，浇上热花椒油即可。

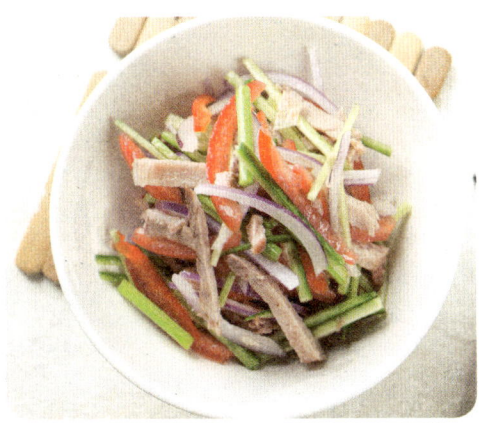

功效 这道菜能够补充减肥期间人体所需的营养，并起到助消化、改善便秘等作用，是减肥期间的理想食谱。

食疗瘦身

豆豉蒸鱼：美味减脂两不误

主料 草鱼 1 条。
配料 大葱、香葱、红椒、生姜、料酒、盐、豆豉各适量。

做法

1. 大葱切丝；生姜切丝；鱼处理干净，斜切花刀，用葱丝、姜丝、盐、料酒腌渍 10 分钟；香葱一半切花，一半切段。
2. 将腌好的鱼洗净入盘，香葱段放入鱼肚，豆豉和红椒丁铺在鱼身上。
3. 蒸锅加水烧开，放入鱼，蒸 10 分钟出锅，撒上香葱花即可。

功效 草鱼富含不饱和脂肪酸，蛋白质含量高，热量却很低。

脆笋拌虾仁：营养丰富，脂肪含量低

主料 竹笋、虾仁各 100 克。
配料 胡萝卜 1 根，青椒 1 个，红尖椒 2 个，精盐、白醋、味精、香油、芥末各适量。

做法

1. 将竹笋切段，焯水；将虾仁烫熟备用。胡萝卜切花；青椒、红尖椒切段。
2. 取一小碗，加入芥末、白醋、精盐、味精、香油拌匀，浇在处理好的竹笋、虾仁上，放入胡萝卜花和青椒段、红尖椒段，翻炒均匀即可。

功效 此菜能补充营养、开胃消食、排油排毒，是瘦身的理想食谱。

Part 4　刮油家常菜，营养不长胖

手撕鸭脯：营养丰富，热量低

主料　熟鸭脯肉 300 克，白菜 200 克。

配料　红椒 1 个，葱花、精盐、绍酒、味精、淀粉、酱油、鸡精、辣椒油、香油、料酒、姜片、食用油各适量。

做法

1. 白菜洗净掰开，汆水后捞出晾凉；熟鸭脯肉撕成细丝；红椒洗净切丝。
2. 将精盐、绍酒、味精、辣椒油、淀粉、酱油、鸡精、香油、料酒、姜片、食用油调成芡汁备用。
3. 将调好的芡汁淋在熟鸭脯肉和白菜上，拌匀，撒上红椒丝和葱花即可。

功效　鸭肉是高蛋白质、低脂肪食物，可以为减肥者提供能量，增加肌肉质量和力量，提升减肥效果。

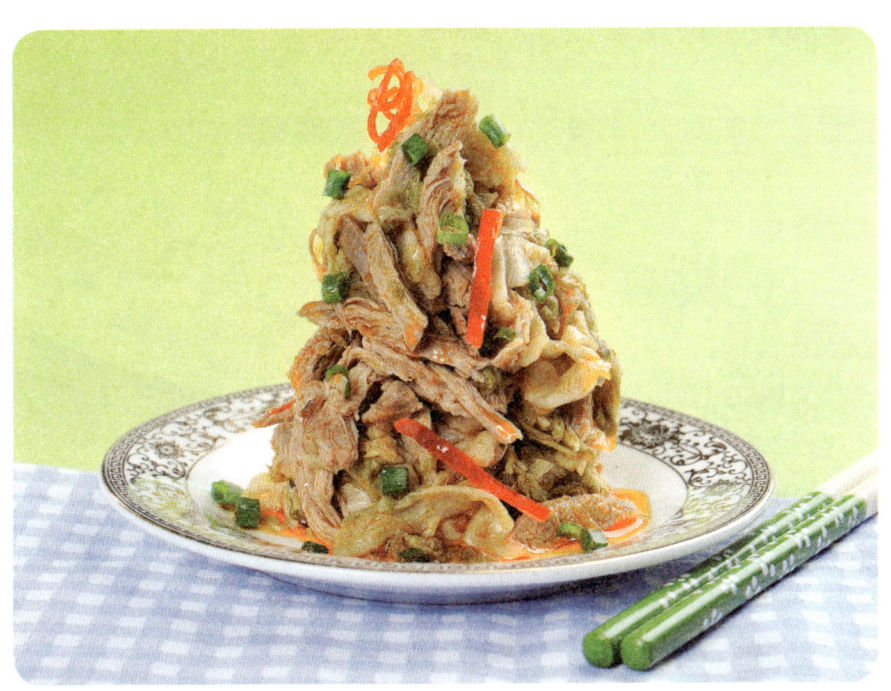

079

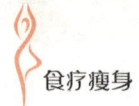

丝瓜炒鸡蛋：蛋白质和维生素的完美结合

主料 丝瓜 400 克，鸡蛋 4 个。

配料 葱花、姜丝各 15 克，植物油、红椒圈、盐、鸡粉、味精各适量。

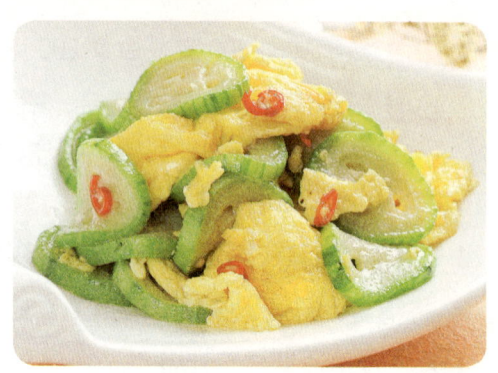

做法

1. 鸡蛋磕入碗中搅散；丝瓜去皮切片焯水。

2. 在热油中倒入鸡蛋液炒成蛋花，盛出；下入葱花、姜丝炒香后捞出，再放丝瓜片、红椒圈、盐、味精、鸡粉翻炒，最后放蛋花炒匀即可。

功效 此菜富含蛋白质和维生素，可以增进食欲、促进消化。

香葱虾皮炒鸡蛋：优质蛋白，好吃还补钙

主料 虾皮 100 克，鸡蛋 3 个，香葱 80 克。

配料 姜、精盐、花生油、料酒各适量。

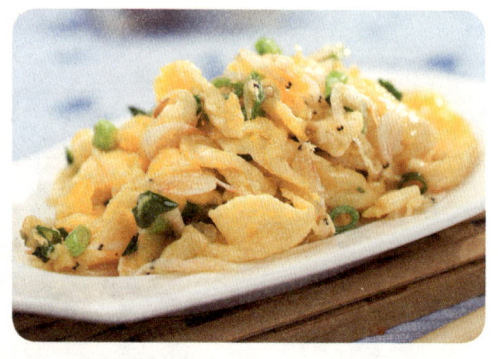

做法

1. 香葱切丁；姜切丝。

2. 鸡蛋磕入碗内，加精盐及洗净的虾皮拌匀；锅中油热时将鸡蛋和虾皮下锅炒熟，盛起备用。

3. 锅内倒花生油，下香葱丁、姜丝炒香，烹料酒。然后下炒好的鸡蛋和虾皮，加精盐调味，翻匀出锅，撒上香葱即成。

功效 此菜富含蛋白质和钙，热量和脂肪含量很低，适合减肥人群食用。

Part 4 刮油家常菜，营养不长胖

观音茶炒虾：高营养，低脂肪

主料 鲜虾 400 克。

配料 铁观音茶叶 30 克，精盐 4 克，红椒 2 个，植物油 10 毫升，料酒 3 毫升，姜末、葱花各适量。

做法

1. 铁观音泡好；鲜虾剪去须，剔除虾线，洗净沥干水，放入茶汤中浸泡，加入 1 汤匙料酒搅匀静置 30 分钟，捞起沥干水；红椒切丁备用。

2. 锅倒油烧热，放入茶叶中火翻炒 5 分钟，盛起备用。

3. 锅中续添油，爆香姜末和葱花，倒入鲜虾翻炒至虾壳稍红后，加入红椒丁一起翻炒，加入精盐调味。

4. 倒入茶叶，与鲜虾一同翻炒 2 分钟至虾肉全熟即可出锅。

功效 虾的蛋白质含量高，脂肪含量却非常低，是减肥的首选食材；茶叶中的茶多酚可促进肠道蠕动，辅助减肥。

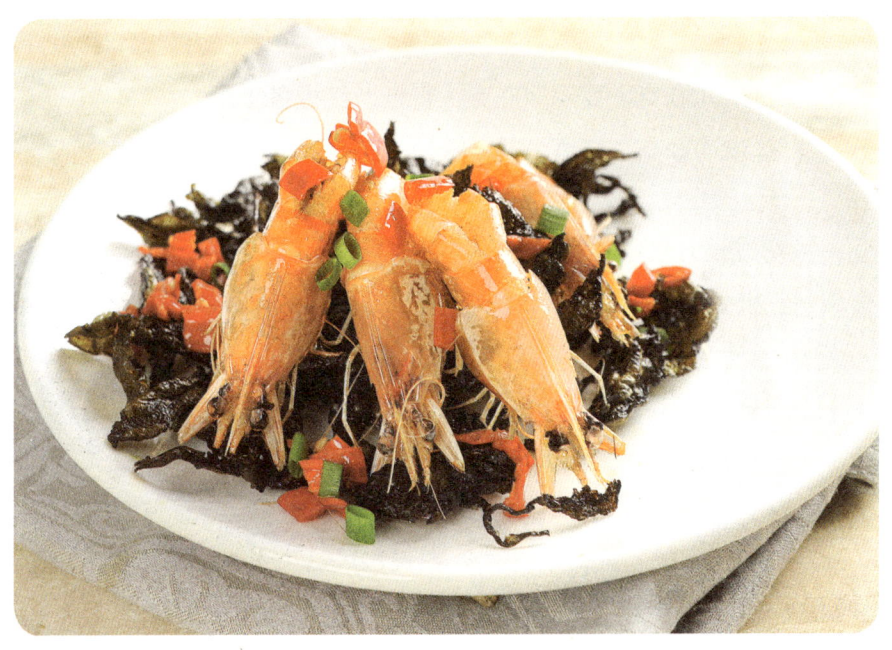

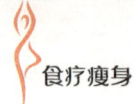
食疗瘦身

辣味鸡丝：美味可口，低脂瘦身

主料 鸡脯肉 150 克。

配料 青椒 100 克，香芹段、精盐、料酒、味精、胡椒粉、干椒丝、姜丝、辣椒油、植物油各适量。

做法

1. 鸡脯肉切丝；青椒切丝。
2. 锅中倒油，下鸡丝过油炒散，盛出。
3. 锅中留底油，下姜丝、干椒丝炒香，倒入鸡丝翻炒，加入青椒丝、香芹段翻炒，加辣椒油、精盐、味精、胡椒粉、料酒调味即可。

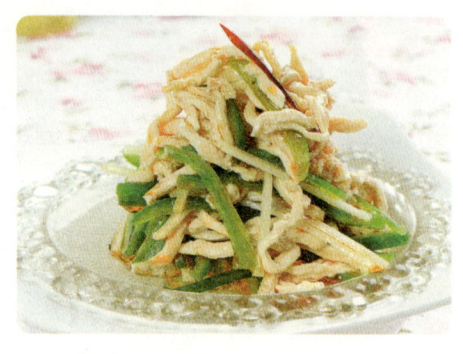

功效 青椒适合高血压、高脂血症患者食用；鸡胸肉是减肥的理想选择。

白菜炖豆腐：低脂高蛋白，美味又健康

主料 白菜 400 克，豆腐 200 克，青椒、红椒各 1 个。

配料 鲜汤 400 克，料酒、盐、味精、花生油、葱花、姜末各适量。

做法

1. 白菜切成长方条；豆腐切条；青椒、红椒去蒂，切成大片。
2. 锅内倒油烧热，放入葱花、姜末、青椒、红椒炝锅，放入白菜、料酒、鲜汤烧开，倒入砂锅内，再放入豆腐，加盐烧开，撇去浮沫，加味精调味即可。

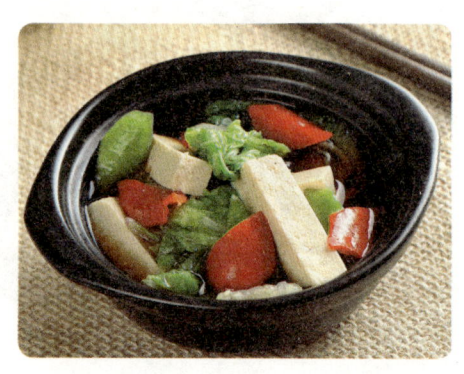

功效 此菜具有清热益气、利水等功效。

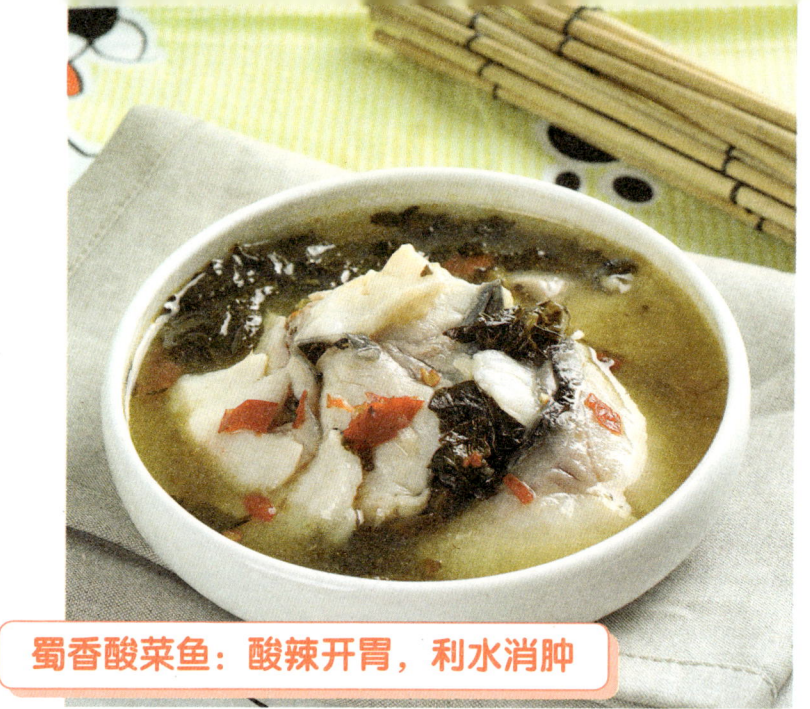

蜀香酸菜鱼：酸辣开胃，利水消肿

主料 乌鱼1条，酸菜200克。

配料 红椒50克，姜丝、葱段各20克，食盐5克，高汤、料酒、蛋清、植物油各适量，胡椒粉少许。

做法

1. 乌鱼切去头和尾，洗净，沿着鱼骨片出2片鱼肉。鱼头切成2半，鱼尾、鱼骨切段，全部放入碗中，加适量料酒、蛋清腌渍。

2. 鱼肉内部朝上，刀呈45°角斜切成鱼片，用适量蛋清、料酒腌渍；酸菜冲洗干净，挤干水分，切成段；红椒洗净，切片。

3. 锅中倒入植物油，爆香姜丝、葱段、红椒，再放入酸菜一同炒出香味，放入高汤、鱼头、鱼尾及鱼骨，大火煮10分钟，再放入胡椒粉、食盐调味。

4. 熬好鱼汤后，捞出鱼骨，倒入鱼片，开小火煮2~3分钟，鱼片成白色即可盛出。

功效 酸菜鱼的烹饪方式和配料都相对健康，且乌鱼有利水消肿的功效，适量食用有助减肥。

Tips

小贴士 放入鱼片时要用小火将鱼片煮熟，才能保持形状不散。

食疗瘦身

芥菜炒蚕豆：高膳食纤维，低热量

主料 芥菜150克，蚕豆100克，鸡胸脯肉50克，红椒适量。

配料 葱丝、食盐、鸡精、植物油各适量。

做法

1. 芥菜择洗净，切小段；蚕豆洗净去外皮，过水煮熟；瘦肉洗净，切小块；红椒洗净，切丝。
2. 坐锅点火倒入植物油，五成热时放入葱丝、红椒丝煸炒出香味，加入瘦肉块，肉炒至变色时加入芥菜段。
3. 芥菜快熟时加入蚕豆翻炒几下，加入食盐、鸡精调味，出锅装盘即可。

功效 芥菜和蚕豆都属于高膳食纤维、低热量的食物，一定程度上能辅助减肥。

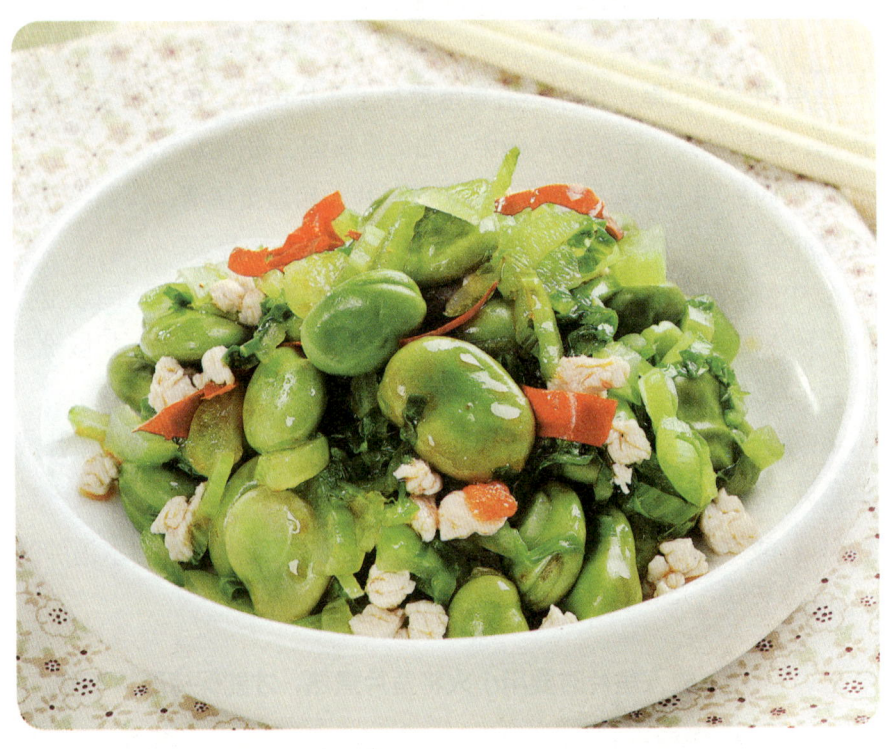

Part 4　刮油家常菜，营养不长胖

冬瓜羊肉丸：补肾健脾，消肿减肥

主料 羊肉 300 克，冬瓜 200 克。

配料 清汤 500 毫升，蛋清 30 克，香菜 15 克，葱末 10 克，姜末 5 克，食盐、鸡精各适量，胡椒粉、香油各少许。

做法

1. 羊肉剁成肉末，加蛋清、葱末、姜末、胡椒粉、适量鸡精、适量食盐搅拌均匀。
2. 冬瓜去皮、瓤，洗净，切小块；香菜洗净，切段。
3. 锅内加清汤、冬瓜，大火烧开，将拌好的羊肉馅挤成丸子，入锅煮熟，加适量食盐、鸡精调味，出锅装碗，加入香油、香菜段即可食用。

功效 羊肉补肾健脾、热量较低；冬瓜营养丰富，几乎不含脂肪。

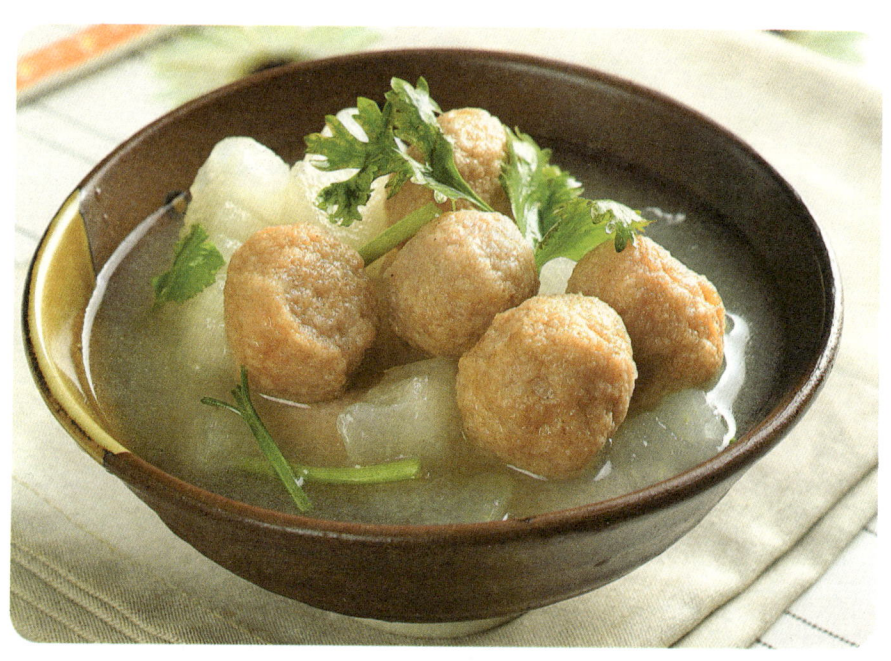

枸杞烧冬笋：鲜美滋补吃不胖

主料 枸杞50克，冬笋500克。

配料 姜末8克，盐5克，味精1克，料酒25毫升，花生油75毫升。

做法

1. 枸杞用清水洗净，沥干水分；冬笋焯熟洗净，切块。
2. 炒锅烧热，将花生油烧至八成热，下盐，再投入枸杞、冬笋一起煸炒。
3. 加入姜末、味精、料酒翻炒均匀，起锅装盘即可。

功效 此菜可补肝肾、改善便秘、促进身体排毒，有助于美容和减肥。

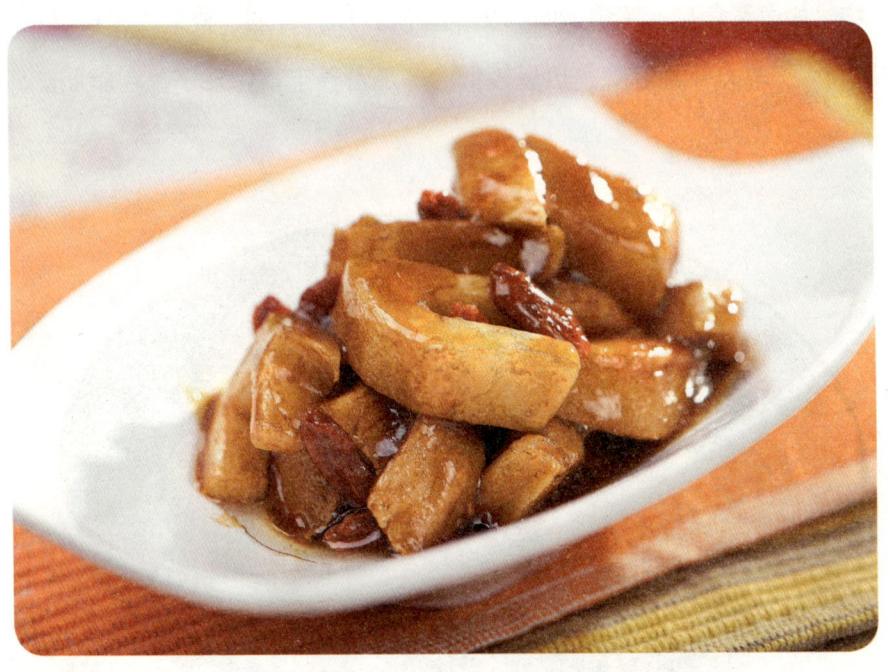

Tips 小贴士 冬笋先用清水煮开，再放到凉水中浸泡半天，可去除苦涩味，烹饪后味道更佳。

Part 4 刮油家常菜，营养不长胖

私房烧牛肉：营养全面不增肥

主料 牛肉 300 克，海带 150 克，黄豆芽 80 克。

配料 炖肉料 30 克，酱油 20 克，芡汁 10 毫升，食盐 5 克，鸡精 3 克。

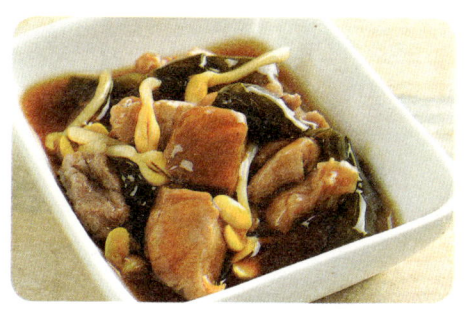

做法

1. 牛肉切块，浸泡 30 分钟；海带切成段，放入清水中浸泡；黄豆芽切去根部。

2. 砂锅中放清水，放入牛肉及炖肉料炖熟；放入海带、黄豆芽，煮熟后加酱油、食盐、鸡精，勾芡即可。

功效 牛肉、海带和豆芽都是减肥者常用的理想食材。

大蒜烧鳝鱼：低脂高蛋白，抗氧化作用强

主料 鳝鱼 500 克，大蒜 200 克。

配料 青椒 2 个，火腿 1 根，姜末 8 克，精盐 10 克，酱油 8 克，胡椒粉 5 克，菜籽油适量。

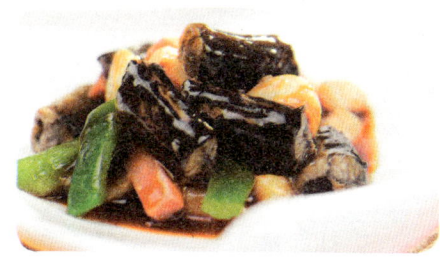

做法

1. 鳝鱼切段；青椒、火腿切细条。

2. 锅内倒油，放入鳝鱼段，加少许精盐煸炒一会儿盛出。

3. 锅内另倒油烧至五成热，下青椒条、火腿条煸至断生，同时把鳝鱼段、大蒜、姜末、酱油、胡椒粉下锅，烧至收汁即可。

功效 鳝鱼低脂高蛋白，含有大量不饱和脂肪酸，不会引起脂肪堆积。

087

鱼头炖豆腐：低脂肪，低热量，高蛋白

主料 鲤鱼头1个，豆腐200克。

配料 清汤500毫升，萝卜、银耳各50克，黄酒15毫升，枸杞10克，葱段、姜片、蒜瓣各适量，鸡毛菜、胡椒粉、食盐各少许。

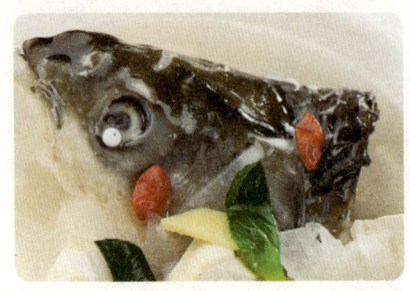

做法

1. 鱼头去鳃、鳞，洗净晾干；豆腐在开水中煮1~2分钟，切块；萝卜洗净切薄片；鸡毛菜择好，洗净。
2. 砂锅加入清汤后放枸杞，大火煮开，放入鱼头、葱段、姜片、蒜瓣、黄酒、胡椒粉，煮至鱼汤发白，转小火煮10分钟。
3. 倒入豆腐块、萝卜片、鸡毛菜、银耳大火煮开，加食盐调味即可。

功效 鲤鱼能降低胆固醇；豆腐低脂肪、低热量、高蛋白。

五香焖黄豆：降低胆固醇，改善脂质代谢

主料 黄豆400克。

配料 葱、姜各10克，花椒、桂皮、八角各5克，精盐4克，香油适量。

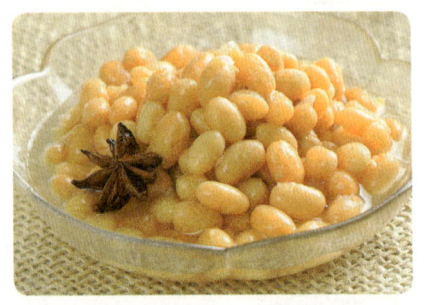

做法

1. 将黄豆淘洗干净；葱、姜切末。
2. 将炒锅置于旺火上，放入清水和黄豆煮沸，撇净浮沫，撒入八角、花椒、桂皮、葱末和姜末。
3. 用小火炖至熟烂，加入精盐烧至入味，捞出装在碗内，淋上香油即可。

功效 黄豆含有丰富的蛋白质，有降低胆固醇、改善脂质代谢的功效。

Part 4　刮油家常菜，营养不长胖

翡翠虾仁：增进食欲，益气补血

主料　虾仁150克，苦瓜适量。

配料　鸡蛋1个，枸杞10克，蒜汁、植物油、胡椒粉、淀粉、精盐、清汤各适量。

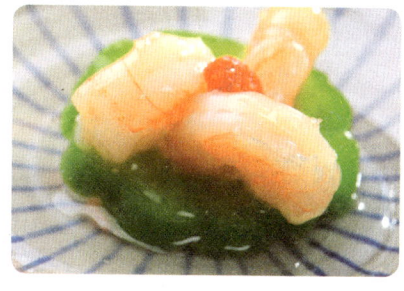

做法

1. 取蛋清备用；枸杞泡发备用；虾仁用精盐、胡椒粉、淀粉及蛋清上浆；苦瓜切片，焯熟。

2. 锅内放油，烧至四成热，放入虾仁滑熟，捞出控油；用剩余的精盐、胡椒粉、淀粉和清汤兑成芡汁。

3. 锅内留底油，下虾仁、苦瓜、枸杞、蒜汁稍炒，倒入芡汁翻炒至熟即成。

功效　此菜富含优质蛋白质、钙、磷，可改善食欲不振、益气补血。

草菇虾仁：爽滑可口，降低胆固醇

主料　虾仁300克，草菇150克。

配料　胡萝卜25克，大葱10克，鸡蛋1个，淀粉、食用油、料酒、胡椒粉、盐、味精各适量。

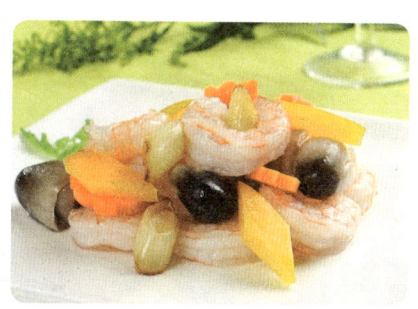

做法

1. 虾仁洗净后拭干，用盐、胡椒粉、蛋清腌10分钟；大葱切1厘米长的段；草菇焯熟；胡萝卜去皮，煮熟，切片。

2. 锅内放适量油，七成热时放入虾仁，滑散滑透时捞出。

3. 锅内留少许油，炒大葱、胡萝卜片和草菇，然后将虾仁回锅，加入适量料酒、盐、胡椒粉、芡汁、味精和清水，翻炒均匀即可。

功效　此菜富含优质蛋白质，可降低胆固醇。

鲍汁莲藕夹：益血生肌，减少脂肪吸收

主料 莲藕片400克，牛肉馅或羊肉馅100克。

配料 鲍鱼汁适量。

做法

1. 将肉馅塞在两个莲藕片之间。
2. 将夹好肉馅的莲藕夹在盘中码放整齐，然后将鲍鱼汁浇在菜品上。
3. 上锅蒸10分钟即可食用。

功效 此菜具有益血生肌的功效，莲藕含有丰富的膳食纤维，其中的不溶性膳食纤维可以吸收水分膨胀，减少人体对脂肪的吸收。

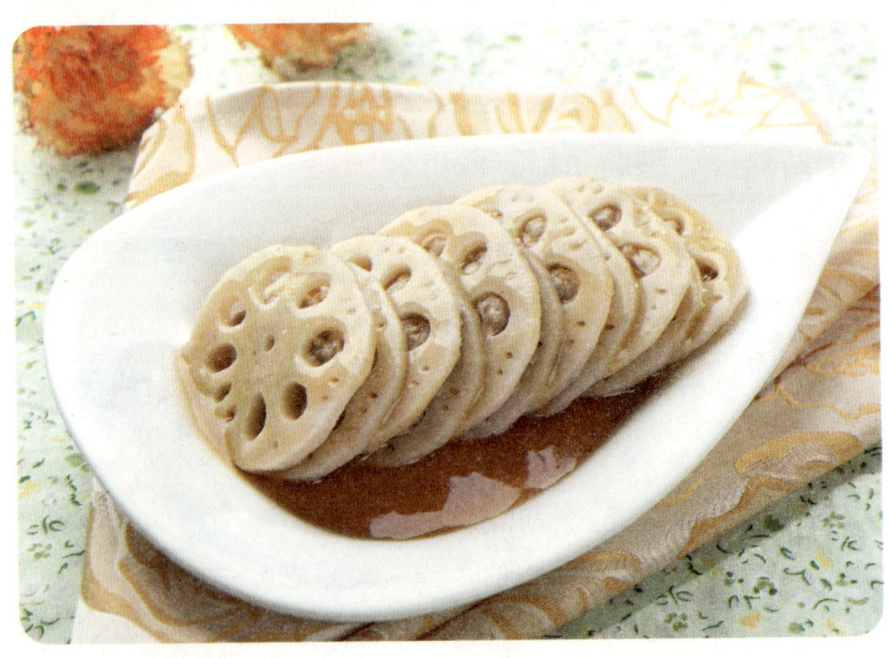

Tips

小贴士 莲藕不宜蒸得过软，否则口感不佳。

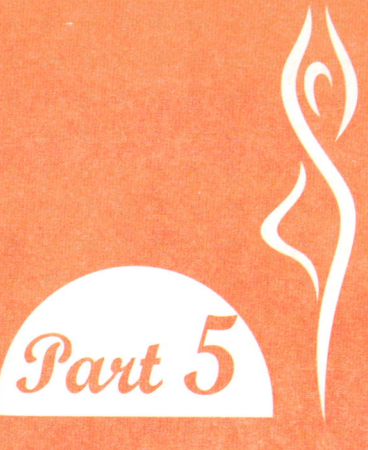

Part 5

美味粥汤，
喝了消肥胖

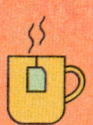

粥汤有温和、易消化的特点，适量饮用粥汤，不仅能满足人们的味蕾需求，还能在不知不觉中帮助身体消除肥胖。

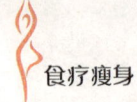食疗瘦身

润肠粥汤，常喝人不胖

粥汤富有营养又易于消化，平时安排一些具有润肠功效的粥汤，可促进胃肠道蠕动、缓解便秘、加速减肥。

南瓜山药粥：促进胃肠蠕动，缓解便秘

主料 粳米100克，南瓜、山药各50克。

做法

1. 将南瓜洗净后去皮、去瓤，切成块；山药洗净，去皮切块。
2. 锅中加适量清水，倒入粳米后用武火煮沸，然后放入南瓜块、山药块，改文火继续煮。
3. 煮至食材熟烂后即可。

功效 此粥具有健脾补肺、助消化、强筋骨等功效。南瓜和山药都是高膳食纤维、低脂肪、低热量的食物，适合减肥人群食用。

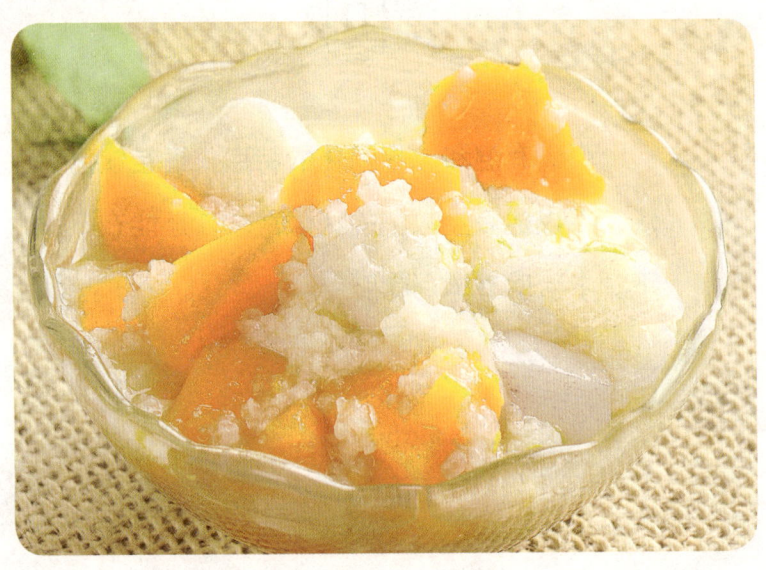

Part 5　美味粥汤，喝了消肥胖

小米百合粥：清热解毒，身心轻松

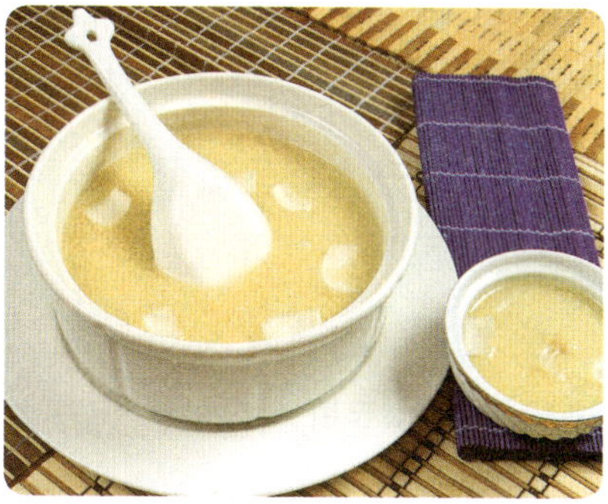

主料 小米 200 克，百合 30 克。

做法

1. 将小米淘洗干净，百合剥开洗净。
2. 锅里放水，烧开后下入小米，熬煮 30 分钟后加入百合。
3. 再熬煮 5 分钟，即可食用。

功效 此粥可清热解毒、滋阴润燥。小米低热量、高纤维；百合膳食纤维和蛋白质含量高、脂肪含量低，也可辅助减肥。

芋头芝麻粥：润肠通便，增强免疫力

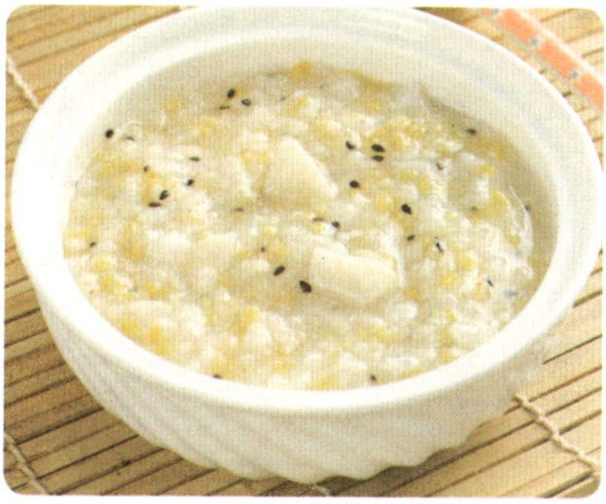

主料 粳米 100 克，芋头 50 克。

配料 玉米楂 30 克，黑芝麻适量。

做法

1. 粳米、玉米楂、黑芝麻淘洗干净；芋头洗净去皮，切成小块。
2. 锅中加水，放入粳米和玉米楂，大火烧开后转小火熬煮。
3. 煮至六成熟，放入芋头块和黑芝麻，继续煮至粥黏稠即可。

功效 此粥可润肠通便，含有多种微量元素，能增强人体免疫力。

食疗瘦身

牛肉菠菜粥：营养美味，减脂期好选择

主料 粳米 100 克，牛肉 150 克，菠菜 50 克，红枣 3 个。

配料 糯米粉 40 克，淀粉 10 克，色拉油 4 毫升，精盐 3 克，生抽 2 毫升，姜丝适量。

做法

1. 粳米洗净，浸泡 30 分钟后沥干水分，加入色拉油、精盐拌匀，待米粒发胀并呈乳白色时，用汤匙压碎。

2. 牛肉洗净切片，加入糯米粉、淀粉、精盐、生抽拌匀；菠菜洗净，放热水中焯一下，捞出切碎；红枣洗净、去核。

3. 锅内加入适量冷水，加入粳米和红枣，用旺火煲 20 分钟，改用小火熬煮成粥。

4. 熄火稍闷片刻，然后再煮开，下菠菜、牛肉、姜丝搅匀，待牛肉煮熟关火即可。

功效 此粥能增强人体免疫力、促进血液循环、润肠通便，牛肉和菠菜都是减肥者的理想食材。

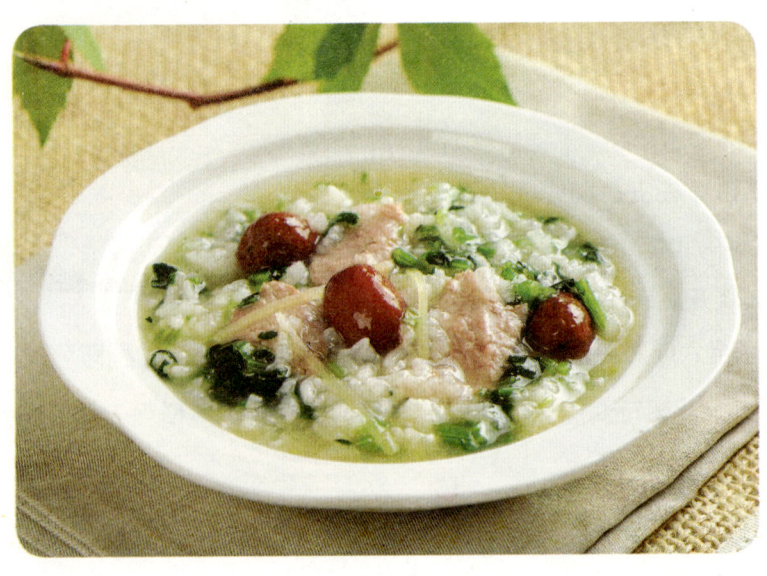

Part 5 美味粥汤，喝了消肥胖

养胃粥汤，减肥好搭档

常食粥汤对胃有益，如果能精选一些健脾养胃的食材制作粥汤，其功效则会翻倍，而且是减肥的好搭档。

鲫鱼豆腐汤：和中益气，健脾开胃

主料 鲫鱼1条，豆腐1块。

配料 大葱、姜、植物油、料酒、味精、精盐、黄酒各适量，香菜、红椒各少许。

做法

1. 鲫鱼去鳞、鳃、内脏，洗净，在鱼身两面各划数刀；豆腐切块；香菜洗净；姜切细丝；大葱切段；红椒切片。

2. 炒锅中倒入植物油烧热，顺着锅边放进鲫鱼煎至两面呈黄色。

3. 锅中加水，放入鲫鱼，倒入葱段、姜丝、豆腐块、红椒片，加料酒、味精、精盐、黄酒调味，盖上锅盖，用小火煮至水开后再煮10分钟，拣出葱段，点缀香菜即可。

功效 鲫鱼和豆腐都是高蛋白、低脂肪食物，适宜减肥人群食用。

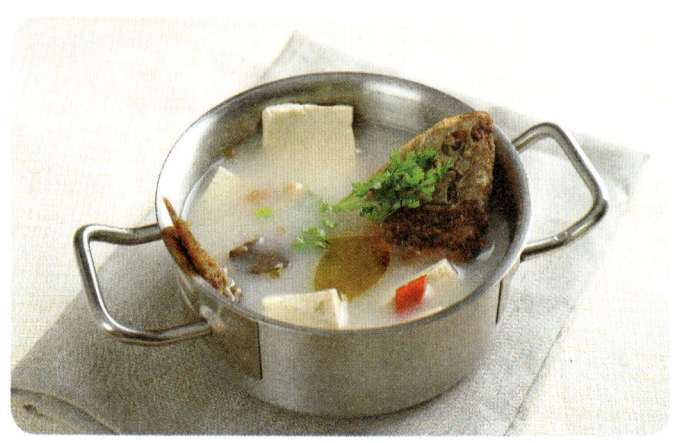

食疗瘦身

鸭血豆腐汤：补脾益胃，热量低

主料 北豆腐、鸭血、生菜各适量。

配料 香油、盐、鸡精各适量。

做法

1. 将北豆腐、鸭血冲洗干净，切成薄片，并分别焯水；把生菜叶子一片片掰开，冲洗干净，放入开水中焯一下。

2. 砂锅中放适量水，倒入北豆腐和鸭血，锅开后煮5分钟，待豆腐完全熟透时放入生菜。

3. 放入适量盐、鸡精、香油调味即可。

功效 此汤既能补充蛋白质，又能补铁、护肝，且热量低，是减肥者的理想选择。

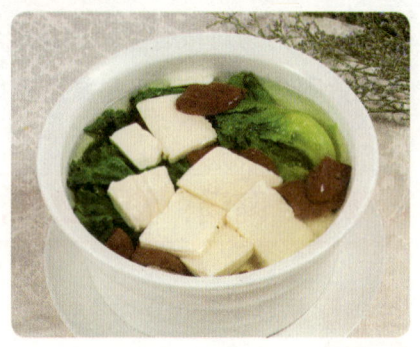

薏米莲子粥：健脾养胃，香甜可口

主料 大米200克，薏米50克，莲子50克。

做法

1. 莲子去心备用；把大米、薏米、莲子放入冷水中浸泡1小时。

2. 锅内放入适量的水，然后向锅内放入大米和薏米熬煮。

3. 煮到八分熟时加入莲子，煮熟后即可食用。

功效 薏米和莲子均可健脾、保护肠胃，热量均不高。

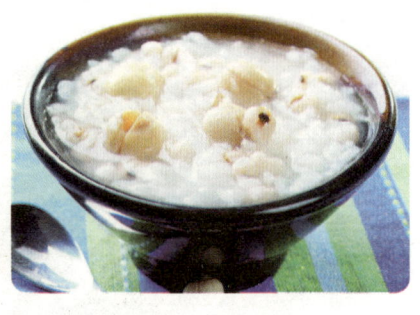

Part 5 美味粥汤，喝了消肥胖

雪菜煮鲜虾：低脂又开胃

主料 雪菜、蚕豆、大虾各适量，培根、冬笋各少许。

配料 姜、植物油、料酒、精盐、味精、胡椒粉各适量。

做法

1. 大虾去头洗净；雪菜、蚕豆分别洗净；冬笋去外皮，洗净切丝；培根切丝；姜切丝。

2. 锅置火上倒入植物油，烧热后下大虾煎一下；净锅置火上，倒入植物油，烧热后下入培根丝煸炒，再加入雪菜、冬笋丝翻炒。

3. 添入清水，倒入蚕豆煮5分钟，加料酒、精盐、味精、胡椒粉调味，然后倒入大虾再煮3分钟，最后加入姜丝即可。

功效 此汤具有补肾壮阳、通乳抗毒、开胃化痰等功效，且脂肪含量低，是减肥期间的健康汤品。

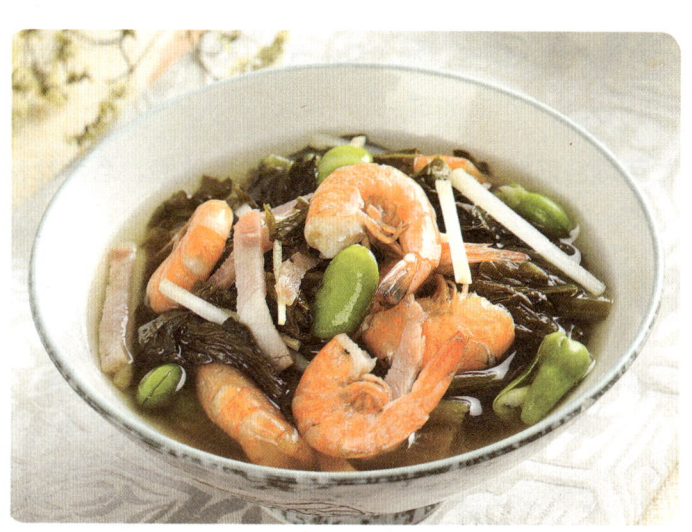

Tips

小贴士 挑虾线时，可以使用牙签从虾的第二节壳的缝隙中轻轻刺入，向外挑出黑色的虾线，然后用手指拉出。

食疗瘦身

利水粥汤，减肥帮大忙

在中医理论中，肥胖的根源是脾胃虚弱、痰湿壅盛。因此利水是减肥的重要手段之一。在此特别精选一些利水粥汤以帮助大家瘦身减肥。

香芋薏米汤：消炎散肿，排出多余水分

主料 香芋 300 克，薏米 80 克，海带 20 克。
配料 精盐适量。
做法
1. 将香芋去皮、洗净，切成滚刀块；薏米用清水浸泡；海带洗净切丝备用。
2. 将泡软的薏米放入锅中，加入清水煮熟，再放入香芋、海带丝，加入精盐，用小火煮 1 小时即可。

功效 香芋可舒筋络、祛风湿、止痛、消炎散肿，薏米能排出人体中多余的水分，两者结合有助于减肥瘦身。

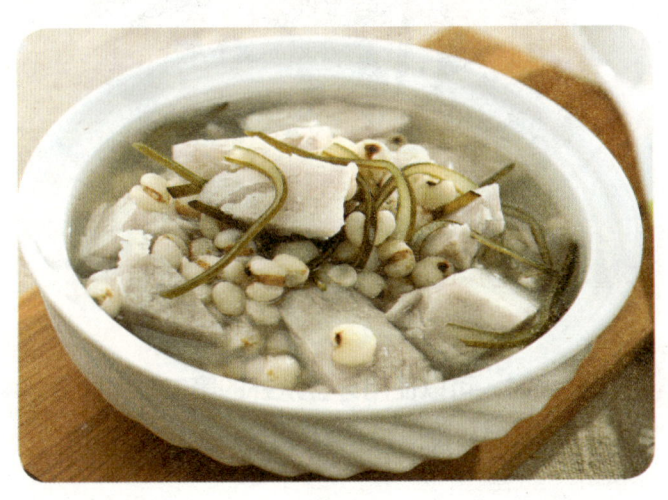

Part 5 美味粥汤，喝了消肥胖

香葱冬瓜粥：健脾利尿，减肥首选

主料 大米 100 克，冬瓜 150 克。

配料 高汤、盐、鸡精、香葱各适量。

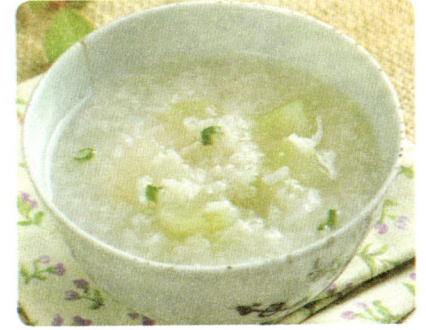

做法

1. 大米淘洗干净；冬瓜去皮、瓤，洗净切成小块；香葱洗净，切成葱花。
2. 锅中加水和高汤，将大米放入锅中烧煮，锅开后转小火继续熬煮。
3. 加入冬瓜块，煮至粥变得黏稠，加盐和鸡精调味，撒上葱花即可。

功效 此粥有清热解暑、利尿消肿等功效。

黑豆花生羊肉汤：健脾利水，活血解毒

主料 羊肉 350 克，黑豆、花生仁各 25 克。

配料 香油、盐各适量，木耳 15 克，红枣 2 颗。

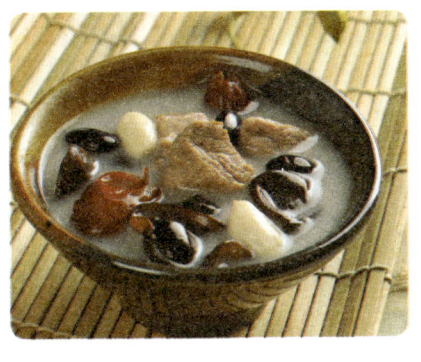

做法

1. 羊肉洗净剁块；红枣去核洗净；黑豆洗净；木耳泡发备用。
2. 锅中烧水，沸腾后倒入羊肉块，5 分钟后捞出。
3. 煲中倒入适量清水，煮沸后倒入羊肉块、黑豆、花生仁、木耳、红枣，小火煲 3 小时，最后加入盐、香油即可。

功效 此汤可以温补肾阳、健脾利水、活血解毒。

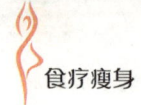
食疗瘦身

冬瓜草鱼汤：利尿消肿

主料 草鱼 500 克，冬瓜 250 克。

配料 料酒、精盐、葱段、姜片、鸡汤、植物油各适量。

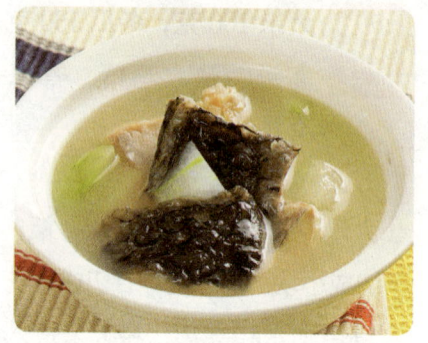

做法

1. 草鱼去鳞、鳃、内脏，洗净切块；冬瓜去皮、瓤，洗净，切块备用。
2. 锅上旺火，倒入植物油，将草鱼放入锅中，煎片刻，注入鸡汤，放入冬瓜、料酒、精盐、葱段、姜片。
3. 烧开后，撇净浮沫，改用小火，煮至鱼熟烂，拣出葱段、姜片，出锅即成。

功效 此汤有暖胃和中、利尿消肿、清热解暑等功效，且热量和脂肪含量低，是瘦身减肥期间补充营养的理想菜品。

红豆煮南瓜：利水消肿又美容

主料 红豆 40 克，南瓜 300 克。

做法

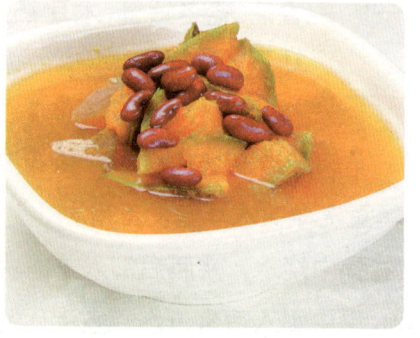

1. 红豆洗净，在水中泡一晚上；南瓜洗净，削皮，切成 3 厘米见方的小块。
2. 锅内烧水，下入泡软的红豆和南瓜，煮至红豆发沙、南瓜有透色。
3. 达到想要的浓度时，即可出锅。

功效 红豆具有利小便、消胀、除肿、止吐的功能；常吃南瓜可使大便通畅，肌肤丰美。

Part 5　美味粥汤，喝了消肥胖

降脂降压的粥汤，瘦身减肥没负担

肥胖易引起高血压、高血脂等症，对身体健康的危害很大。因此，可以常吃些易于消化又能降脂降压的粥汤，来减轻这些健康负担。

香菇燕麦粥：瘦身的理想选择

主料　燕麦片80克，香菇50克。
配料　白菜、高汤、盐、鸡精、葱花各适量。
做法
1. 香菇洗净切成块；白菜洗净切成丝。
2. 锅中加入水和高汤，开锅后下入香菇块和白菜丝烧煮2分钟。
3. 下入燕麦片继续烧煮，煮至黏稠时下入盐和鸡精调味，撒上葱花即可。

功效　此粥是瘦身的理想选择，因为燕麦具有降血压和降胆固醇的功效，而香菇含有较多的膳食纤维，食用后饱腹感较强。

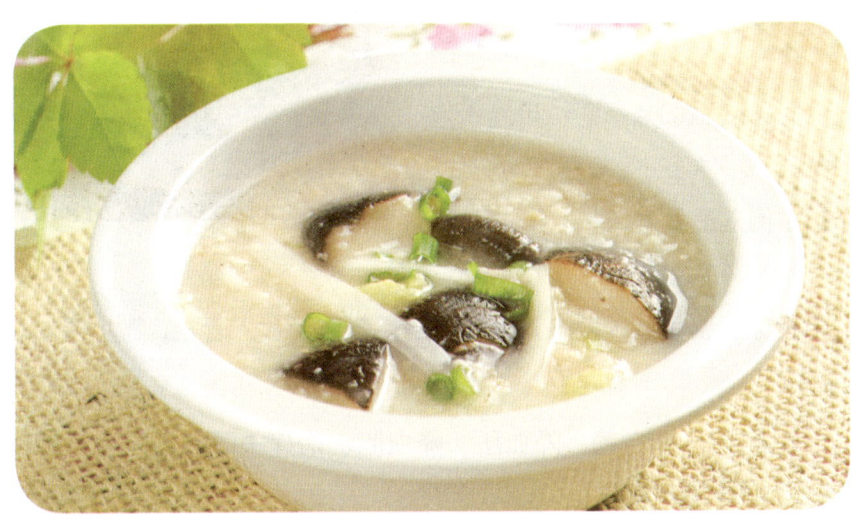

食疗瘦身

玉米排骨汤：营养丰富，健脑减肥

主料 排骨 500 克，玉米 3 根。

配料 胡萝卜、盐、姜各适量。

做法

1. 排骨洗净，剁成小段；玉米洗净，切段；胡萝卜洗净切块；姜切片。
2. 先把排骨、姜片放在锅里熬 90 分钟，然后放入玉米、胡萝卜，熬 1 小时，最后放盐调味即可。

功效 此汤具有补充钙质、降血压、降血脂、减肥、增强记忆力、抗衰老等功效。

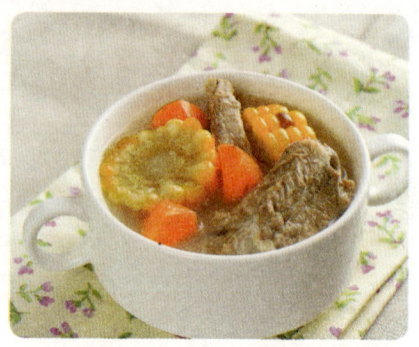

薏仁牛蒡汤：祛湿降脂，有助瘦身

主料 牛蒡 2 根，薏仁 50 克，卞萝卜 1 根，冻豆腐 1 块。

配料 姜、葱花、香菜、食盐各适量。

做法

1. 牛蒡去皮后切片；薏仁用温水泡至发涨；姜、卞萝卜、冻豆腐均切片。
2. 锅中倒入适量水，把牛蒡、薏仁、姜片放入锅中熬煮。
3. 再把冻豆腐片、卞萝卜片放入锅中，煮熟后放入食盐，撒上葱花、香菜即可。

功效 此汤可降血糖、降血压、降血脂、治疗失眠等，是瘦身期间的理想选择。

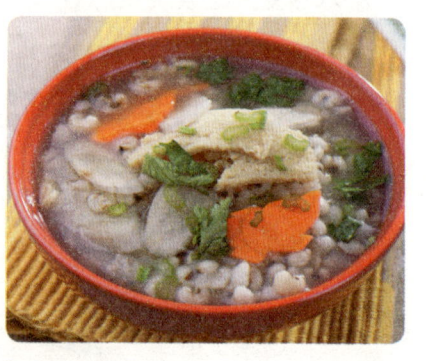

番茄海带汤：降脂降压好选择

主料 水发海带 200 克，番茄 60 克，木耳适量。

配料 鲜柠檬汁 6 毫升，奶油 50 毫升，酱油 3 毫升，香菜梗 5 克，精盐 2 克，高汤 650 毫升。

做法

1. 将水发海带、番茄洗净，切块；香菜梗洗净切末；木耳洗净撕小朵，入沸水中略焯，捞出，沥干水分备用。

2. 锅内注入高汤，放入海带煮 5 分钟。

3. 再在高汤中放入木耳、番茄、奶油、酱油、精盐、鲜柠檬汁煮开，出锅前撒上香菜末即可。

功效 海带具有降血脂、降血糖、调节免疫、抗凝血、抗肿瘤、排铅解毒和抗氧化等多种功效；番茄可降低血压，降低胆固醇。

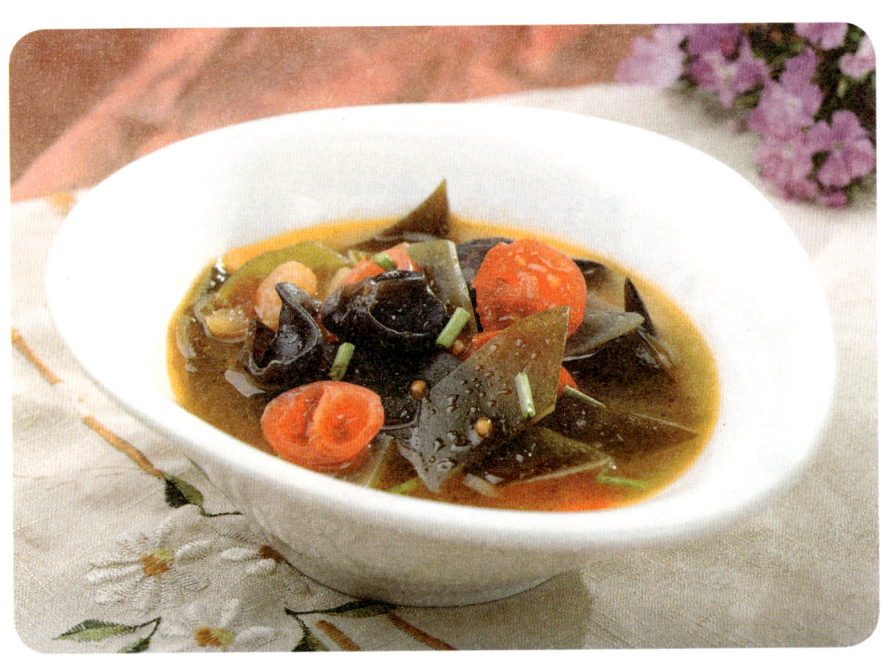

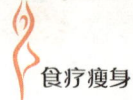 食疗瘦身

营养汤，健康减肥它帮忙

喝汤对身体有很多好处，瘦身减肥期间补充营养，汤品是一个不错的选择，既能补足营养，又能增加饱腹感，有助于减肥。

紫菜鸡蛋汤：高营养，低热量

主料 鸡蛋2个，紫菜适量。

配料 精盐、鸡精、胡椒粉、香油各适量。

做法

1. 紫菜洗净，撕碎；鸡蛋打入碗中，搅匀备用。
2. 锅内倒水，烧开后放入紫菜，搅拌至散开，稍煮片刻。
3. 蛋液顺着筷子倒入，加入精盐、鸡精、胡椒粉调味，淋入香油即可。

功效 此汤有补充营养、化痰软坚、清热利水、促进代谢、增强记忆力等作用，适合在减肥期间食用。

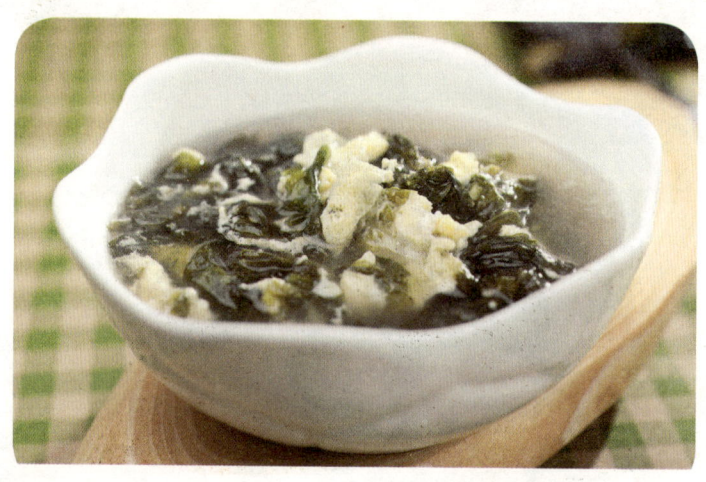

Tips 小贴士 香油不宜淋入过多，数滴即可。

Part 5 美味粥汤，喝了消肥胖

土鸡冬瓜汤：黄金搭配，减肥之选

主料 土鸡1只，冬瓜200克，鲜玉米棒1个。

配料 高汤、枸杞、食盐、味精各适量。

做法

1. 冬瓜切成小条；鲜玉米棒切成段；土鸡切成适口小块，用水焯一下。
2. 鸡块放入锅内，加入适量高汤炖煮10分钟，接着放入鲜玉米段炖煮10分钟。
3. 最后再放入冬瓜和枸杞炖煮5分钟，加入食盐和味精调味即可。

功效 此汤可补充营养，促进水肿的消退和肠道的蠕动，适当食用有辅助减肥的功效。

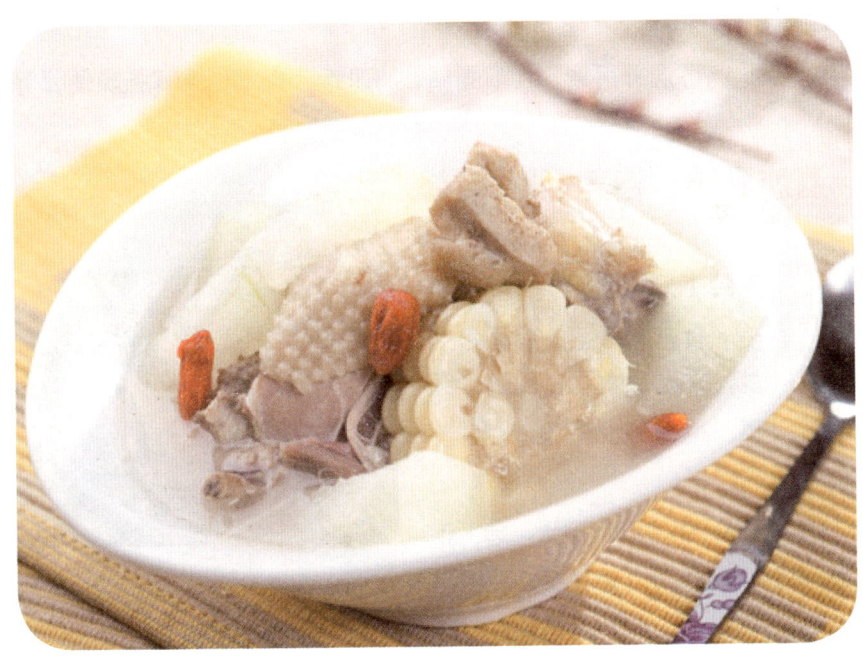

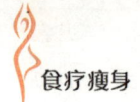
食疗瘦身

金针薯仔海肠汤：营养保健，辅助减肥

主料 海肠 100 克，红薯、金针菇各 200 克。

配料 食盐、清汤、鸡精、黄酒、葱、姜、蒜各适量，香菜少许。

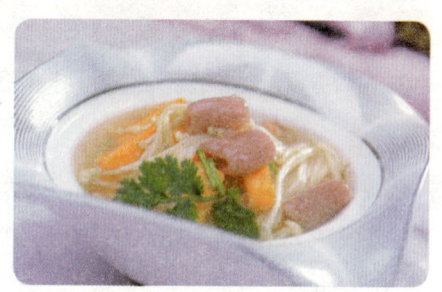

做法

1. 海肠洗净；红薯洗净切块；金针菇洗净，撕开；香菜和葱切段；姜、蒜切片。

2. 锅中倒入适量清汤，放入葱、姜、蒜、红薯块和金针菇，倒入黄酒，稍煮片刻后放入海肠；炖煮半小时之后，捞出葱、姜、蒜，加食盐、鸡精调味，撒上香菜即可。

功效 此汤可温补肝肾、壮阳固精、加速新陈代谢、缓解肠燥便秘等。

清炖乳鸽：营养低脂，抗衰老

主料 乳鸽 1 只。

配料 姜、食盐、香菜、料酒各适量，香菇、木耳、山药、红枣、枸杞各少许。

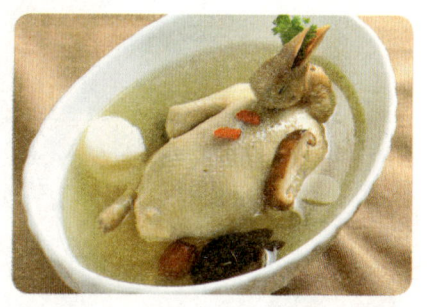

做法

1. 鸽子剥净，斩去脚爪焯水；姜、香菇切片；山药切片；木耳泡发撕成小朵。

2. 砂锅内放入鸽子，放入姜片、山药、料酒、香菇、木耳、红枣、枸杞和食盐，注入沸水，加盖炖约 2 小时，用香菜点缀即可。

功效 此菜具有抗氧化、防癌、抗衰老的功效。

Part 5 美味粥汤，喝了消肥胖

海带乌鸡汤：滋补不肥人

主料 乌鸡1只，海带30克，木瓜1个。

配料 料酒、食用油、食盐、味精各适量。

做法

1. 乌鸡切成适口小块；海带切片；木瓜去皮后切块。

2. 锅内放入食用油，油热后放入料酒、乌鸡块翻炒片刻。

3. 锅内放入适量水，再放入海带、木瓜一同炖煮，至熟后放入食盐、味精调味即可。

功效 乌鸡富含蛋白质，可以健脾益气、养血补虚；海带可以促进消化、加速能量的消耗。此汤适合在减肥期间补充营养。

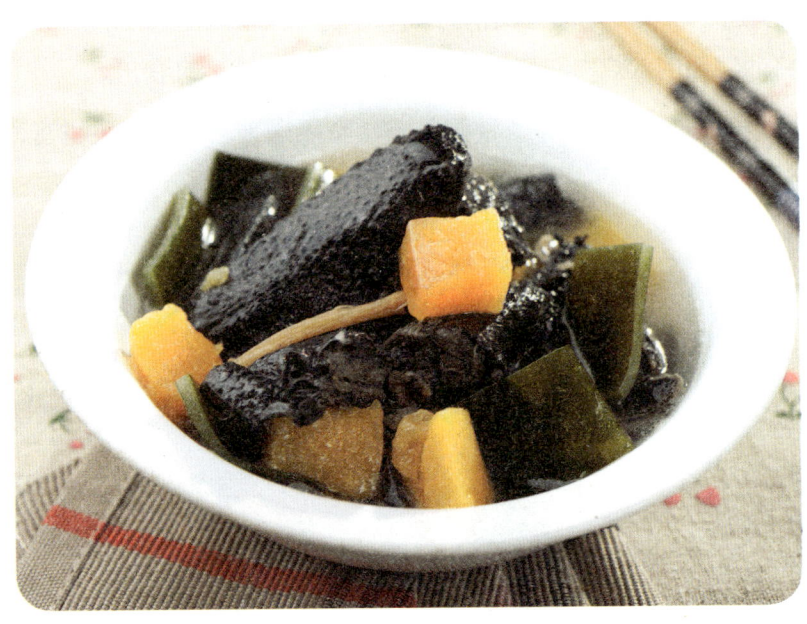

Tips

小贴士 在吃乌鸡的时候尽量不要吃乌鸡的皮，因为其油脂含量比较高，不利于瘦身。

菜心虾仁鸡片汤：补肾助阳又低脂

主料 鸡肉、虾仁各 200 克，油菜心 350 克。

配料 食盐 3 克，味精 2 克，料酒 10 毫升，淀粉 10 克，花生油 50 毫升，高汤 900 毫升。

做法

1. 将高汤煮沸，加入食盐、味精；将虾仁洗净，沥干水，放在碗内；鸡肉洗净切片，与虾仁放一起，加入精盐、淀粉拌匀；油菜心洗净备用。

2. 将炒锅内倒入花生油，烧至七成热时，放入鸡肉、虾仁炒散，加入料酒和味精，炒熟即可。

3. 另取一炒锅倒入花生油，烧至八成热时，放入油菜心烧至颜色变深，放入食盐、味精炒匀即可出锅。

4. 将油菜心倒入鸡肉和虾仁中，注入高汤，烧沸即可食用。

功效 此汤可温脾补肾、扶阳补虚、宽肠通便、促进肝脏排毒，又具有低脂肪、低热量的特点。

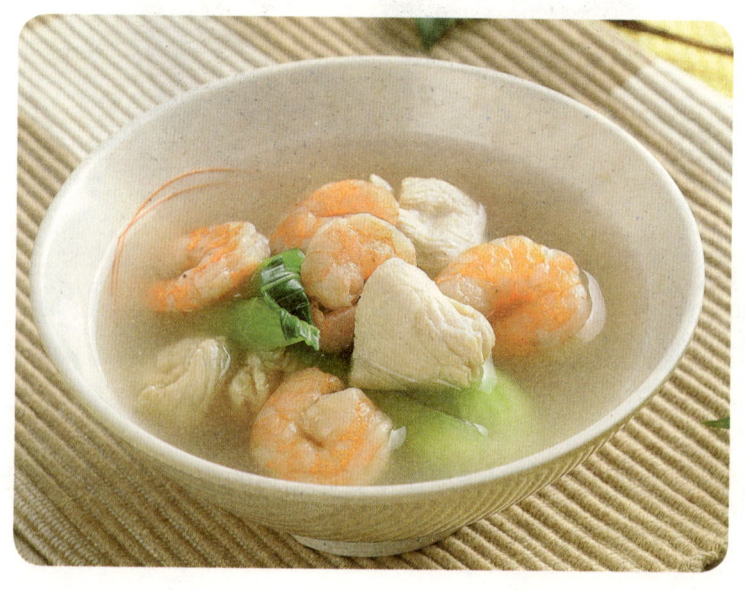

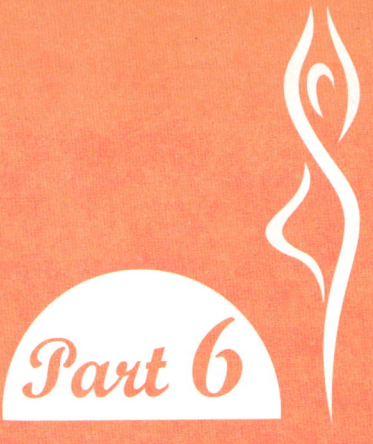

Part 6
豆浆和米糊，暖胃又瘦身

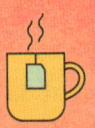

　　豆浆、米糊是既美味又健康的饮品，对于追求瘦身的人来说也是理想的选择。豆浆、米糊的热量相对较低，却能提供饱腹感，减少人体对高热量食物的摄入。其中的膳食纤维还可以促进肠道蠕动，帮助消化和排便，让身体更加轻盈。

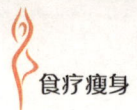

食疗瘦身

降脂豆浆和米糊，瘦身减肥很健康

豆浆和米糊都是我国美味的传统饮食，因为营养丰富、价格相对低廉而深受人们的喜爱。你知道吗？只要搭配好食材，喝豆浆、米糊也能瘦身减肥，比如以下几种可以降脂的豆浆。

龙井豆浆：抗癌降脂，美容瘦身

主料 黄豆70克，龙井茶5克

做法

1. 先将黄豆漂洗干净，去除杂物，然后浸泡6～8小时，捞出待用；龙井茶用水泡好待用。
2. 将经过浸泡的黄豆放入豆浆机中，加入适量水，打成豆浆。
3. 滤掉豆浆的渣滓，加入龙井茶（滤去茶叶）后即可饮用。

功效 此豆浆可以降低人体血液中脂肪和胆固醇的含量。

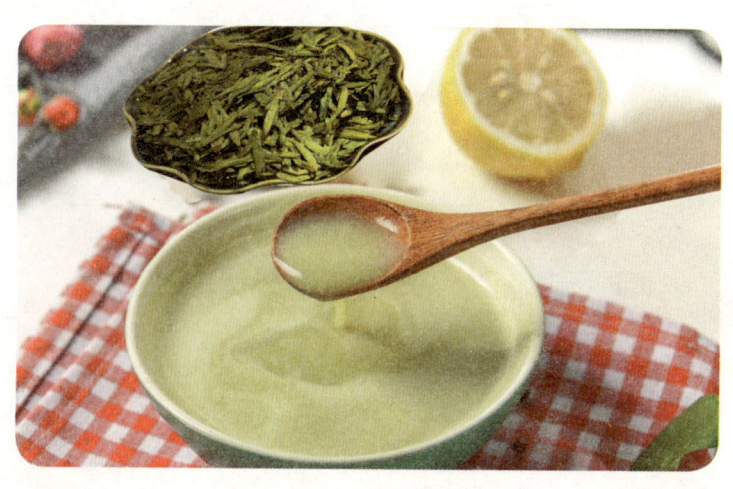

Part 6 豆浆和米糊，暖胃又瘦身

燕麦豆浆：通肠利便，降脂降糖

主料 燕麦片、黄豆各适量。

做法

1. 先将黄豆漂洗干净，去除杂物，然后浸泡6小时，捞出待用。
2. 燕麦片清洗干净，将燕麦片和黄豆一起放入豆浆机中，加适量水，打成豆浆。
3. 滤掉豆浆的渣滓，倒入碗中即可饮用。

功效 此豆浆能促进肠胃蠕动，利于排便；热量低，升糖指数低，可以降脂降糖，适合高血脂、高血糖和减脂期间的人群食用。

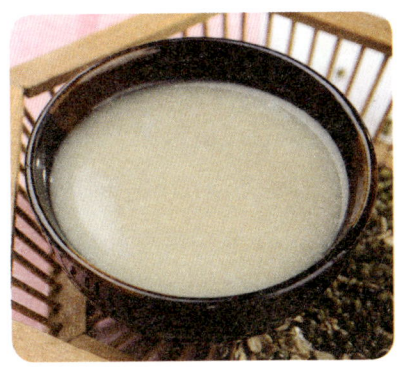

黑豆百合豆浆：丝滑爽口，减脂瘦身

主料 黑豆50克，干百合25克。

做法

1. 先将黑豆漂洗干净，去除杂物，然后浸泡8～12小时，捞出待用；干百合洗净，泡软。
2. 将经过浸泡的黑豆、百合放入豆浆机中，加水到上下水位线之间。
3. 接通电源，打成豆浆。
4. 滤掉豆浆的渣滓，倒入碗中即可。

功效 此品能养阴润肺、清热安神、活血解毒、降血脂和降血压。

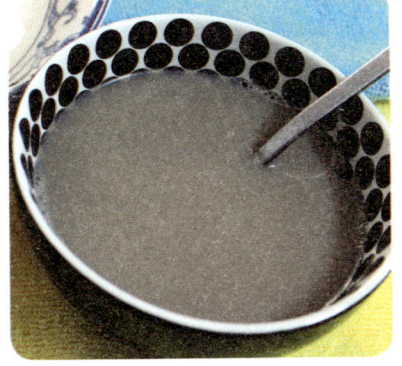

111

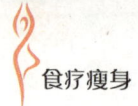
食疗瘦身

糙米豆浆：营养丰富，降压又降脂

主料 糙米、黄豆各适量。

做法

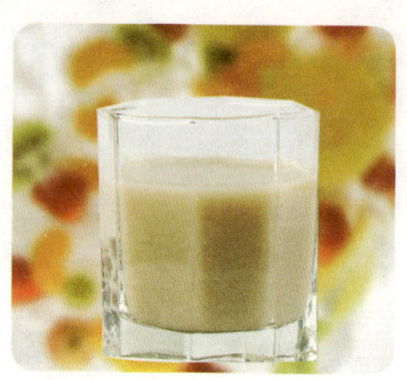

1. 先将黄豆、糙米漂洗干净，去除杂物，然后浸泡6小时，捞出待用。
2. 将经过浸泡的黄豆和糙米放入豆浆机中，加水到上下水位线之间。
3. 接通电源，打成豆浆。
4. 滤掉豆浆的渣滓，倒入杯子中即可饮用。

功效 此品可以加速人体血液循环、降血压、降血脂。

生菜豆浆：鲜嫩清爽，减肥瘦身

主料 生菜、黄豆各适量。

做法

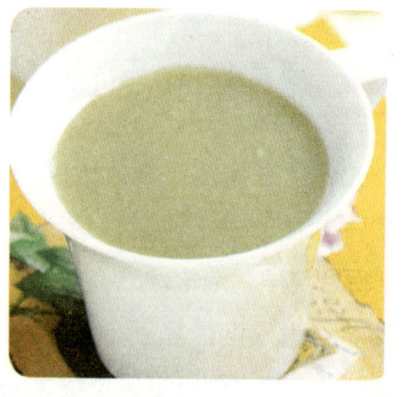

1. 先将黄豆漂洗干净，去除杂物，然后浸泡6小时，捞出待用；生菜洗净后切成小段待用。
2. 将生菜和黄豆放入豆浆机中，加水到上下水位线之间。
3. 接通电源，打成豆浆。
4. 滤掉豆浆的渣滓即可饮用。

功效 此品具有降低胆固醇、降血脂、减肥的功效。

Part 6　豆浆和米糊，暖胃又瘦身

清热米糊和豆浆，减肥人不烦

清热除烦在瘦身减肥过程中起着不可忽视的作用，百合、绿茶、绿豆等食材都具有清热解毒和清心除烦的作用，用它们制成米糊和豆浆，对减肥有助益。

胡萝卜绿豆米糊：清热祛火防秋燥

主料　大米40克，胡萝卜20克，绿豆20克，莲子10克。

做法

1. 绿豆洗净，用清水浸泡4～6小时；大米淘洗干净，浸泡2小时；胡萝卜洗净，切丁；莲子去心，用清水泡软，洗净。
2. 把所有食材全部放入豆浆机中，加入适量水，打成米糊。
3. 把米糊盛入碗中，调匀即可。

功效　此品可以清热解暑、益肝明目、提高人体免疫力。其中的胡萝卜、绿豆都富含膳食纤维，可增强饱腹感。

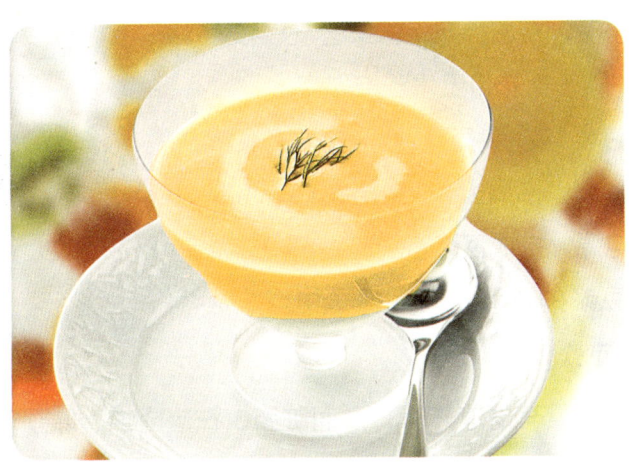

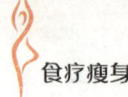

百合绿茶绿豆豆浆：提神清心，去腻减肥

主料 百合、绿茶、绿豆各适量。

做法

1. 提前漂洗并浸泡绿豆6小时，捞出待用；百合和绿茶放入茶壶中泡15分钟。
2. 将绿豆和泡好的百合、绿茶放入豆浆机中，加水打成豆浆。
3. 滤掉豆浆的渣滓，倒入杯子中即可饮用。

功效 此品清热泻火、润肺化痰、清心安神，具有一定的减肥功效。

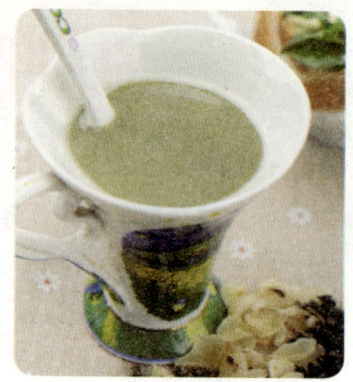

菊花雪梨豆浆：清热解渴，润肺生津

主料 干菊花、雪梨、黄豆各适量。

做法

1. 先将黄豆漂洗干净，去除杂物，然后浸泡6~8小时，捞出待用；雪梨去皮、核，切成小块；干菊花用温水浸泡待用。
2. 将经过浸泡的黄豆和雪梨放入豆浆机中，加水到上下水位线之间。
3. 接通电源，打成豆浆。
4. 滤掉豆浆的渣滓，倒入杯子中，冲泡菊花后即可饮用。

功效 此品具有清凉开胃、滋润脏腑、祛热降燥、除烦等功效。

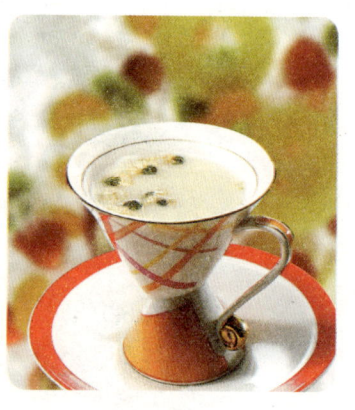

Part 6　豆浆和米糊，暖胃又瘦身

豆芽白菜豆浆：清热利湿，减肥降脂

主料　豆芽、白菜、黄豆各适量。

做法

1. 先将黄豆漂洗干净，去除杂物，然后浸泡6小时，捞出待用；白菜洗净，切成小块；豆芽用清水漂洗干净。
2. 将经过浸泡的黄豆、豆芽、白菜一起放入豆浆机中，加水到上下水位线之间。
3. 接通电源，打成豆浆。
4. 滤掉豆浆的渣滓，倒入碗中即可饮用。

功效　此品可润肺生津，清热解毒，提高人体免疫力和抗病能力。

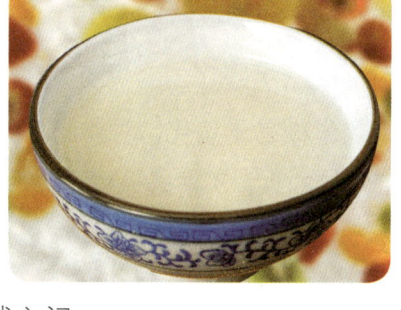

桂花雪梨米糊：清香解腻，美容养颜

主料　桂花、雪梨、干百合、粳米各适量。

做法

1. 先将粳米淘洗干净，去除杂质，然后浸泡30分钟；雪梨削皮，去核，切成丁；干百合用水泡软。
2. 将所有食材全部放入豆浆机中，加入适量水，打成米糊。
3. 把米糊盛入碗中即可。

功效　此款米糊具有养心安神、美容养颜、防癌抗癌的功效。

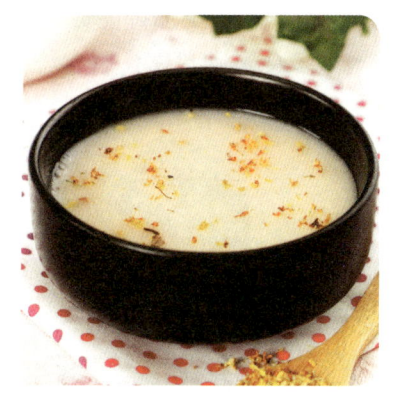

115

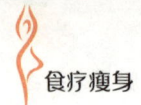
食疗瘦身

养胃肠的米糊，减肥好辅助

米糊易于消化，对胃肠尤其友好。胃肠功能弱、正在为如何瘦身而烦恼的人，不妨选择柑橘、番茄、南瓜、苹果等制成米糊来食用。

柑橘番茄米糊：清新浓郁，酸甜可口

主料 柑橘、番茄、粳米各适量。

做法

1. 先将粳米淘洗干净，去除杂质，然后浸泡30分钟；柑橘去皮，和番茄一起压榨成果泥。
2. 把粳米放入豆浆机中，加入适量水，打成米糊。
3. 把米糊盛入碗中，放入柑橘、番茄果泥即可。

功效 柑橘、番茄都能促进新陈代谢、帮助消化，从而起到瘦身效果；粳米则是富含膳食纤维的粗粮，能促进胃肠蠕动，辅助减肥。

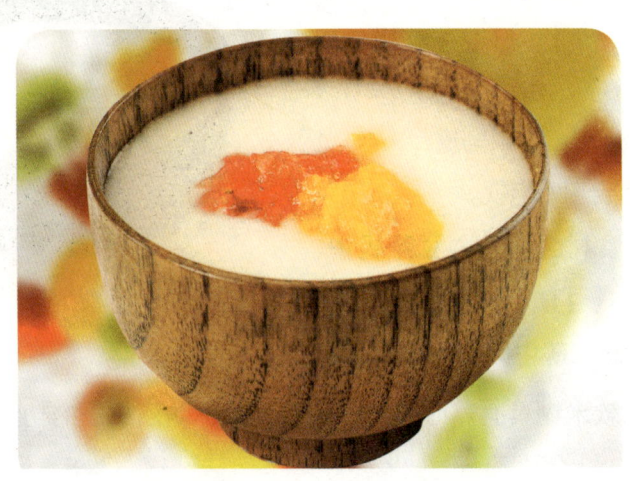

Part 6 豆浆和米糊，暖胃又瘦身

南瓜苹果米糊：养胃健脾助消化

主料 南瓜、苹果、粳米各适量。

做法

1. 先将粳米淘洗干净，去除杂质，然后浸泡 30 分钟；南瓜洗净，切丁；苹果削皮，去核，切丁。
2. 把所有食材全部放入豆浆机中，加入适量水，打成米糊。
3. 把米糊盛入碗中即可。

功效 此品可保护胃黏膜、促进胃肠蠕动、抗氧化、抗衰老、改善肝脏功能等。

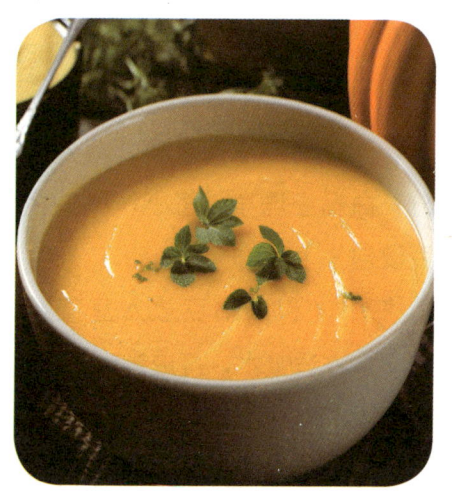

牛奶花生芝麻糊：有颜有味，调理肠胃

主料 牛奶、粳米、花生豆、黑芝麻、生菜各适量。

做法

1. 粳米提前 30 分钟淘洗并浸泡待用；花生豆碾碎待用；生菜洗净切碎待用。
2. 把除牛奶外的所有食材放入豆浆机中，加入适量水，打成米糊。
3. 把米糊盛入碗中，加入适量牛奶调匀即可。

功效 此品具有补益脾胃、滋养肝肺、调理阴虚的功效。

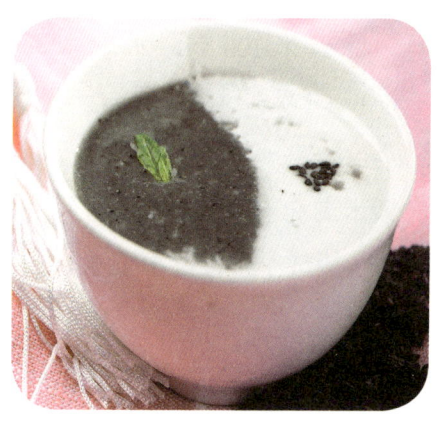

食疗瘦身

扁豆小米糊：促进胃肠蠕动，通调变强壮

主料 小米100克，白扁豆15克。

做法

1. 小米用清水漂洗干净，控去水分；白扁豆洗净；将小米和白扁豆浸泡8小时。
2. 把小米和白扁豆放入豆浆机中，加入适量水，打成米糊。
3. 把米糊盛入容器中即可。

功效 此品对缓解脾胃虚弱、食欲不振有很好的效果。

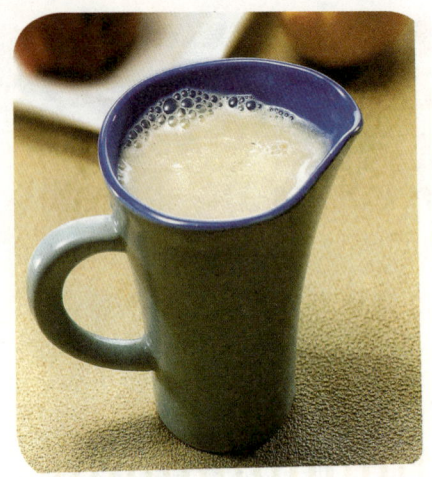

红枣木耳紫米米糊：补血养胃，脸色红润气色好

主料 紫米100克，水发木耳25克，红枣2颗。

做法

1. 紫米淘洗干净；水发木耳择洗干净，撕成小片；红枣洗净，去核切粒。
2. 把所有食材全部放入豆浆机中，加入适量水，打成米糊。
3. 把米糊盛入容器中调匀即可。

功效 此款米糊可以补血暖身、滋补养胃，适合体质虚弱的人食用。

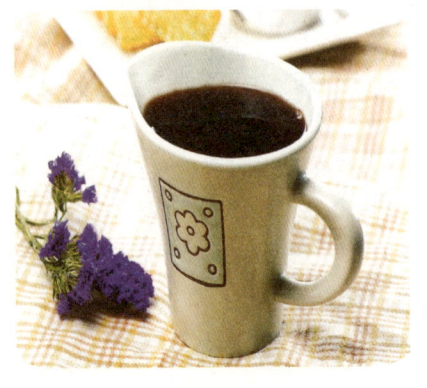

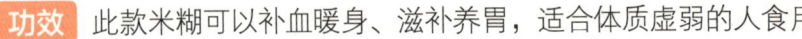

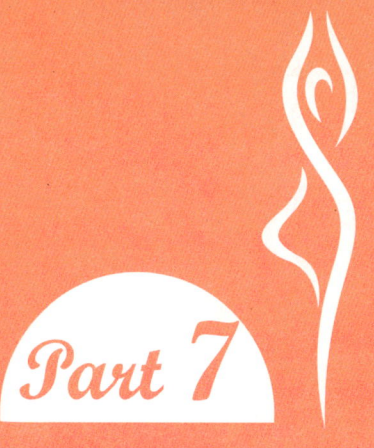

Part 7

时尚果蔬汁，排毒瘦身又养颜

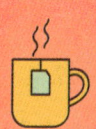

果蔬汁以其天然的食材、丰富的营养和美味的口感，成为人们排毒瘦身、养颜美容的理想选择。只要我们注意糖分和热量的控制，果蔬汁就能成为瘦身的有力助手。

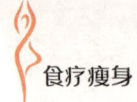
食疗瘦身

养肠胃的果蔬汁，时尚又健康

养肠胃是一个古老的健康话题，而喝果蔬汁养肠胃则是一件很时尚的事情。在瘦身减肥期间，我们可以将它们合二为一，变成一件健康营养又时尚的事情。

番茄小黄瓜汁：健胃消食，减肥美容

主料 番茄、小黄瓜各适量。

做法

1. 番茄洗净去蒂，用热水烫去表皮，去籽后切块待用；小黄瓜削皮去蒂，切块待用。
2. 把所有食材一起放入豆浆机中，加入适量的水，打成汁。
3. 将番茄小黄瓜汁倒入碗中即可。

功效 此品能促进新陈代谢，并有降血脂、镇痛和促进消化的作用，对减肥有助益。

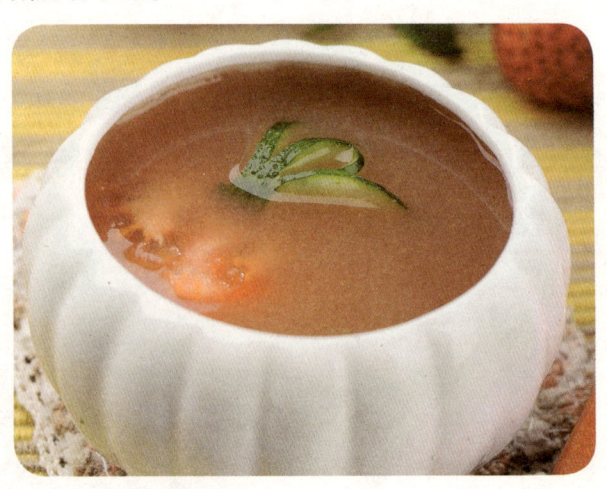

Part 7　时尚果蔬汁，排毒瘦身又养颜

西瓜番茄汁：清理肠胃，润肠通便

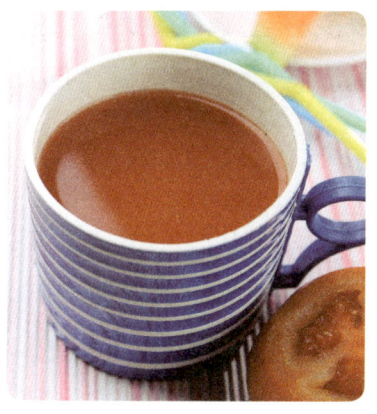

主料 西瓜 250 克，番茄 70 克。

做法

1. 番茄去蒂，洗净，切成小块；西瓜去皮、去籽后切成块。
2. 把番茄块和西瓜块放入豆浆机中，加入适量的水，打成汁。
3. 将西瓜番茄汁倒入杯中即可。

功效 此款果蔬汁可以延缓衰老、调理肠胃功能、养胃凉血、润肠通便，增强减肥效果。

苹果卷心菜汁：补养骨髓，促进肠胃蠕动

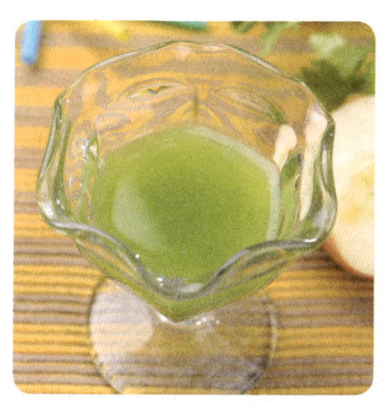

主料 卷心菜 150 克，苹果 100 克。

做法

1. 卷心菜洗净，切成块；苹果洗净削皮去核，切成块待用。
2. 把所有食材一起放入豆浆机中，加入适量的水，打成汁。
3. 将苹果卷心菜汁倒入杯中即可。

功效 苹果含有大量果胶、膳食纤维，适量食用能够加快肠胃蠕动，起到减肥的作用；卷心菜则可补养骨髓、润脏腑、益心力、壮筋骨、利五脏、祛结节等。

食疗瘦身

排毒果蔬汁，减肥一身轻

除了运动，减肥还要控制饮食，因此很多人通过调节饮食来达到控制体重的目的。在众多饮食方法中，用果蔬汁来排毒就是很流行的健康减肥方法之一。

奇异果汁：排毒通便，净化血液

主料 奇异果、冰块各适量。

做法

1. 奇异果洗净、去外皮，切成小块。
2. 把切好的奇异果块放入豆浆机中，加入适量的水，打成汁。
3. 把奇异果汁倒入杯中，加冰块即可。

功效 此款果汁可提高人体免疫力、抑制癌细胞、净化血液、清热降逆、排毒通便、提高记忆力、增强减肥效果。

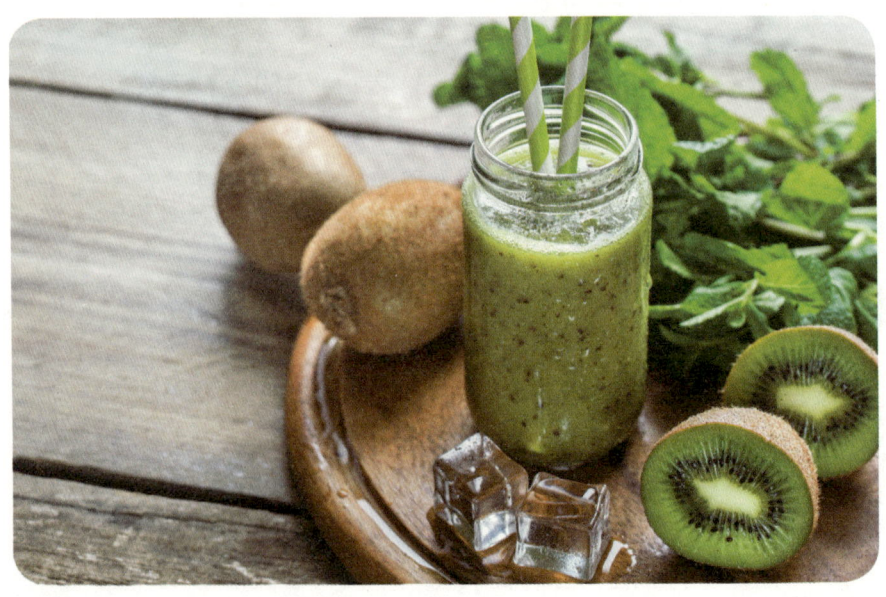

Part 7 时尚果蔬汁，排毒瘦身又养颜

西蓝花胡萝卜彩椒汁：排毒养颜，提高免疫力

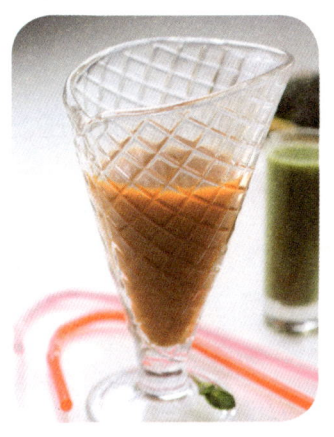

主料 西蓝花、胡萝卜、彩椒各适量。

做法

1. 将西蓝花洗净后掰成小碎块；胡萝卜洗净后去蒂、削皮，切成小块；彩椒洗净后去籽，切成小块。
2. 把所有食材放入豆浆机中，加入适量的水，打成果蔬汁。
3. 将榨好的果蔬汁倒入杯中即可。

功效 此款果蔬汁能排毒养颜、提高免疫力。所用食材均为高膳食纤维、低热量，适合减肥者适当饮用。

西瓜凤梨柠檬汁：利尿排水，清热排毒

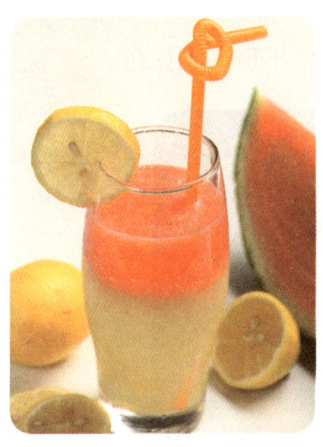

主料 西瓜、凤梨、柠檬各适量。

做法

1. 西瓜去皮去籽，切块待用；凤梨削皮后切块待用；柠檬洗净、去皮后切成小块。
2. 把西瓜、凤梨、柠檬全部放入豆浆机中，接通电源，加入适量的水，打成汁。
3. 将西瓜凤梨柠檬汁倒入杯中即可。

功效 此款果蔬汁具有通利小便、消食止泻、清热生津、抗炎消肿等功效，有助于减肥、润肤。

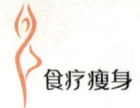
食疗瘦身

降压降糖果蔬汁，有助于瘦身

很多人都知道，喝鲜榨的果蔬汁有很多好处，有的还有降血压、降血糖的功效，其实它们对于瘦身也大有裨益。

西梅山药鳄梨汁：降压降糖又助眠

主料 山药100克，鳄梨1个，西梅适量。

做法

1. 山药削皮，洗净，切成块，入锅蒸熟；鳄梨削皮，切开后除去内核，切成块；西梅用水果刀剔下果肉。
2. 把所有食材一起放入豆浆机中，接通电源，加入适量的水，打成汁。
3. 将西梅山药鳄梨汁倒入杯中即可。

功效 此款果蔬汁可以促进消化、补益脾胃和肝肾，起到降血压和降血糖的作用，对于肾虚、高血糖、心脑血管疾病都具有补益作用，尤其适合老人、儿童以及消化不良的人饮用。

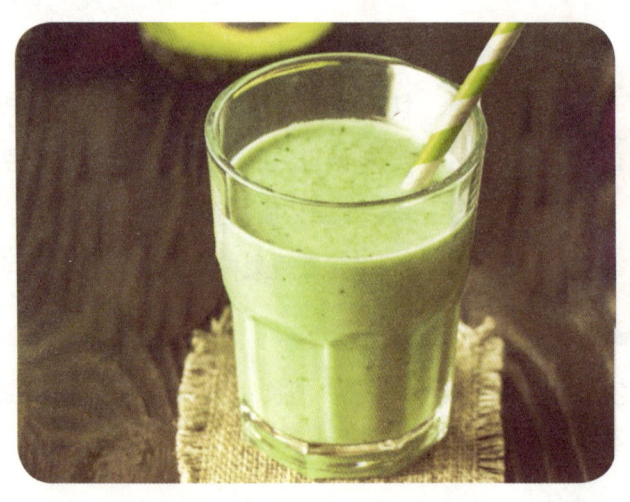

Part 7 时尚果蔬汁，排毒瘦身又养颜

苹果鲜藕汁：排毒瘦身血管畅

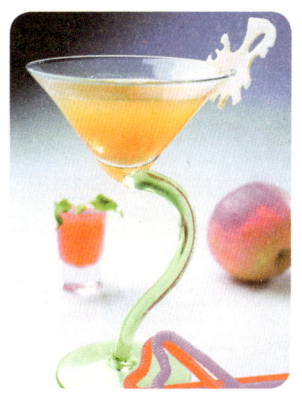

主料 鲜藕 300 克，苹果 250 克。

做法

1. 苹果去核和籽后切成小块；鲜藕洗净后切成片待用。
2. 把苹果块和鲜藕片放入豆浆机中，接通电源，加入适量的水，打成汁。
3. 将苹果鲜藕汁倒入杯中即可。

功效 此品可以消瘀清热、凉血除烦、降血糖、降血压、降胆固醇，并能促进消化，既对心脑血管疾病有益，也有助于瘦身减肥。

菊花枸杞山楂汁：降压护心，降"三高"

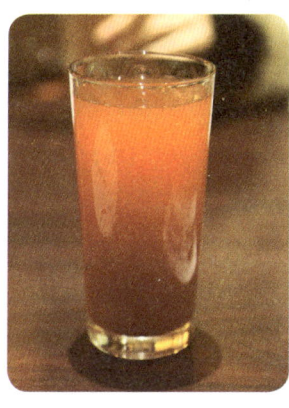

主料 山楂 200 克，杭白菊、枸杞各适量。

做法

1. 山楂洗净，去籽；杭白菊、枸杞放入茶壶中，加入沸水泡 15 分钟。
2. 把所有食材一起放入豆浆机中，接通电源，加入适量的水，打成汁。
3. 将菊花枸杞山楂汁倒入杯中即可。

功效 此款果蔬汁可以清热解毒、清肝明目、降血脂、降血压。

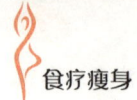
食疗瘦身

奇异果凤梨苹果汁：降压良饮，瘦身助手

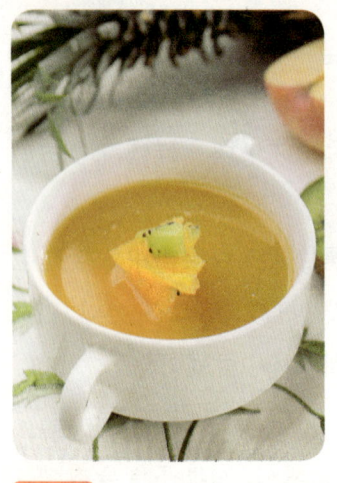

主料 奇异果、凤梨、苹果各适量。

做法

1. 苹果洗净、去皮，切成两半后去核，切成小块；奇异果洗净去皮，切小块待用；凤梨洗净后去皮切小块待用。
2. 把切好的苹果块放入豆浆机中，接通电源，加入适量的水，打成汁。
3. 把苹果汁倒入杯中，加奇异果块和凤梨块即可。

功效 此款果蔬汁具有健脾和胃、润肺除燥、养心益气、净化血液、扩张血管、降血压、降血脂、稳定血糖等功效。

红薯韭菜胡萝卜汁：独特风味，健康活力三重奏

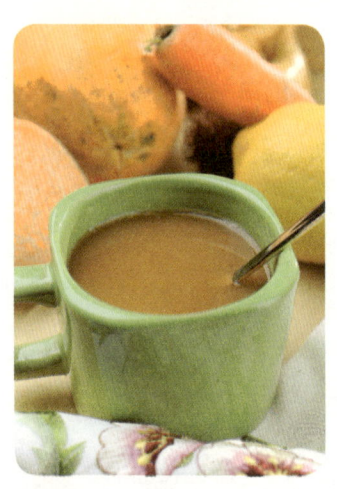

主料 红薯150克，韭菜50克，胡萝卜100克。

做法

1. 红薯洗净后用热水去皮，然后切块待用；韭菜洗净后切末；胡萝卜洗净后切小块待用。
2. 把所有食材放入豆浆机中，接通电源，加入适量的水，打成汁。
3. 把红薯韭菜胡萝卜汁倒入杯中即可。

功效 此品能促进肠道蠕动，降低人体对胆固醇的吸收，有降脂减肥的作用。

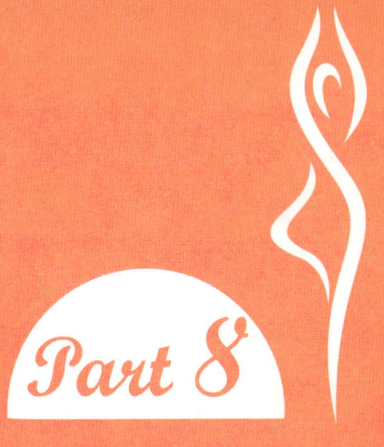

Part 8
一杯茶饮，
轻松喝出好身材

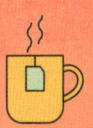

茶饮中的茶多酚、膳食纤维以及各类维生素，都是瘦身期间不可或缺的，而且适度饮茶有助于增强饱腹感，让我们少吃一些食物。选择合适的茶饮并适量饮用，可以在一定程度上辅助健康瘦身。

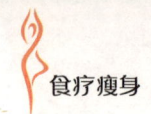
食疗瘦身

选对材料，越喝越瘦

茶、花果茶以及代茶饮，在瘦身人群中广受欢迎。选对材料，恰到好处地冲泡，让每一口都蕴含着自然的力量，在带给味蕾和身心美好享受的同时，悄然为你保持身材助力。

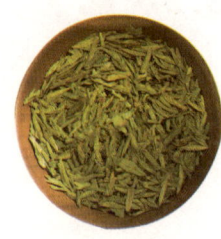

【茶类】

● **保健杀菌，美容瘦身**

营养成分： 茶多酚、叶绿素、茶氨酸、茶皂素、氨基酸、B族维生素、维生素C等。

食疗功效： 保护心脑血管、降血压、提高免疫力等。

饮用方法： 冲泡、煮饮及制作奶茶、果茶等。

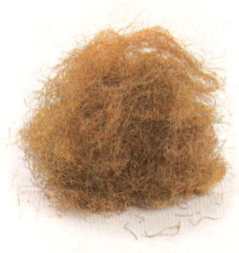

【玉米须】

● **利尿消肿，帮助减肥**

营养成分： 黄酮类化合物、氨基酸、生物碱、维生素C、酒石酸、多聚糖等。

食疗功效： 利尿消肿，清肝利胆，加快肠道蠕动，能降低血糖和血压，常饮可以起到减肥的作用。

饮用方法： 冲泡、煮饮等。

Part 8　一杯茶饮，轻松喝出好身材

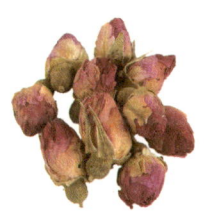

【玫瑰花】

● **滋阴美容，促进新陈代谢**

营养成分： 蛋白质、氨基酸、溶性糖、生物碱等。

食疗功效： 理气解郁、活血散瘀、调经止痛、滋阴美容，长期饮用有助于促进新陈代谢，辅助减肥。

饮用方法： 冲泡、煮饮、煮粥、制膏等。

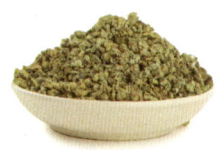

【荷叶】

● **散瘀止血，分解多余脂肪**

营养成分： 蛋白质、柠檬酸、葡萄籽酸、苹果酸、草酸、荷叶碱、钾元素等。

食疗功效： 清热解暑、利尿排毒、散瘀止血等。

饮用方法： 冲泡、煮饮、煮粥、榨汁等。

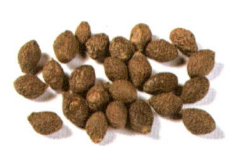

【胖大海】

● **利咽解毒，润肠通便**

营养成分： 西黄芪胶黏素、半乳糖等。

食疗功效： 清热润肺、利咽开音、润肠通便等。

饮用方法： 冲泡，与甘草、薄荷、金银花等中草药搭配饮用等。

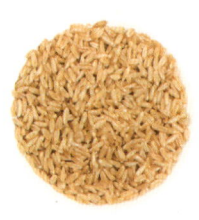

【大麦】

● **健脾开胃，增加饱腹感**

营养成分： 蛋白质、膳食纤维、维生素E、β-葡聚糖等。

食疗功效： 健脾开胃、缓解便秘、促进血液循环、增加饱腹感、降低胆固醇等。

饮用方法： 冲泡、煮饮等。

129

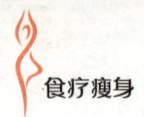

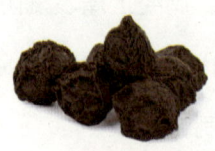

【乌梅】

● **助消化，促进肠道蠕动**

营养成分： 膳食纤维、维生素C、维生素E、柠檬酸、苹果酸、琥珀酸、钾、锌等。

食疗功效： 缓解呕吐、涩肠止泻、促进肠道蠕动等。

饮用方法： 冲泡、煮饮、煮粥等。

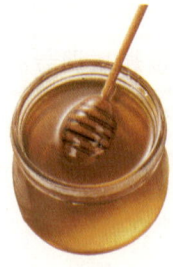

【蜂蜜】

● **促进肠道蠕动，缓解便秘**

营养成分： 活性多糖、蛋白质、维生素C、膳食纤维以及钙、钾、磷、锌、镁等。

食疗功效： 杀菌解毒、补中益气、促进肠道蠕动、缓解便秘等。

饮用方法： 冲泡、制作饮料等。

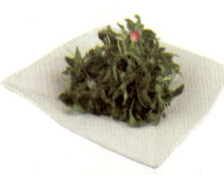

【蒲公英】

● **消肿散结，利尿通淋**

营养成分： 蛋白质、胡萝卜素、钙、磷等。

食疗功效： 清热解毒、利尿通淋、消肿散结等。

饮用方法： 冲泡、煮饮等。

Part 8　一杯茶饮，轻松喝出好身材

降脂茶饮，怕胖人群的福音

降脂茶饮可以作为健康饮品，融入日常生活中。但需要注意的是，茶饮不能替代药物治疗，如果肥胖问题较为严重，还应在医生的指导下进行科学的减肥。

玉米须饮：减肥瘦身，利尿降脂

主料　玉米须适量。

配料　枸杞适量。

做法

1. 玉米须洗净，放入锅中，加入 500 毫升水，小火煎煮 10 分钟。
2. 放入枸杞，晾凉后倒入杯中即可。

功效　玉米须有利尿消肿、清肝利胆的功效，常饮玉米须饮有助于减肥。

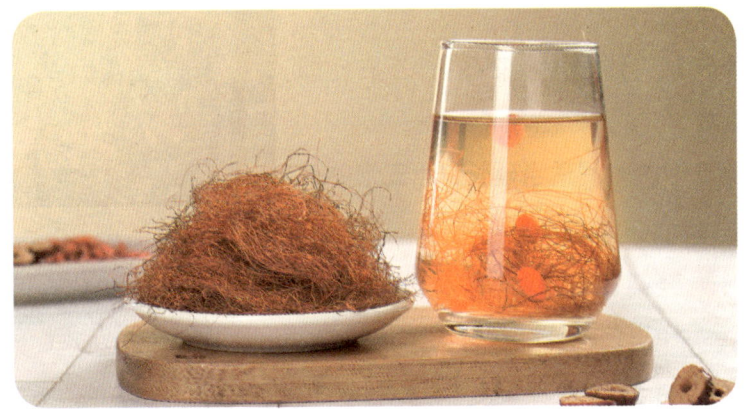

Tips

小贴士　玉米须以柔软、有光泽者为佳。

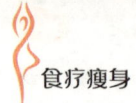
食疗瘦身

枸杞菊花饮：散热明目，降血脂

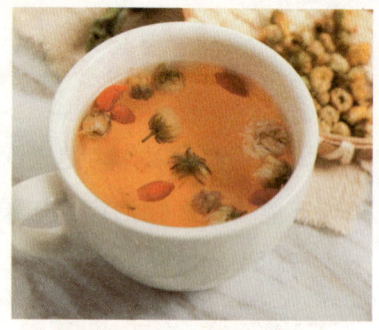

主料 枸杞 15 克，菊花 10 克。

做法

1. 枸杞和菊花洗净，放入杯中。
2. 加入沸水冲泡，稍凉后即可饮用。

功效 菊花具有抗菌、抗炎、抗氧化、舒血管、降血脂等多种药理作用，枸杞能养阴补血、益精明目。

Tips 小贴士 脾胃虚弱者，可以再加入几枚大枣，加强健脾作用。

绿茶：促进新陈代谢

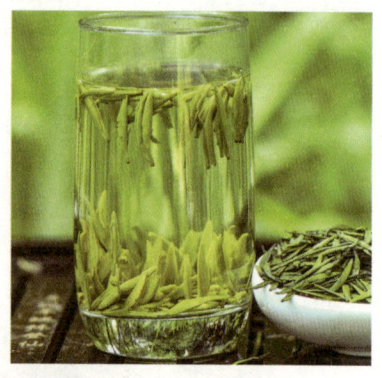

主料 绿茶适量。

做法

1. 取敞口玻璃杯，注入 85℃的水，投入茶叶。
2. 第一泡的时间控制在 30 秒左右，即可饮用。
3. 第二泡的时间适当延长，第三泡的时间再延长。共 3~5 分钟。

功效 绿茶具有提神清心、清热解暑、消食化痰、止痢除湿等药理作用，其去腻瘦身的效果也极佳，适合减脂期饮用。

Tips 小贴士 不建议用保温杯或金属器具冲泡绿茶，冲泡的时间也不宜过长。

Part 8　一杯茶饮，轻松喝出好身材

山楂乌梅茶：消食健胃，降脂降压

主料　山楂干、乌梅各适量。

配料　陈皮、桂花、苏子叶少许。

做法

1. 山楂干洗净，放入锅中，加适量水煮沸。
2. 5分钟后过滤取汁。
3. 根据各人口味加入适量乌梅，再加上点陈皮、桂花、苏子叶，浸泡一会儿即可饮用。

功效　此茶具有健脾开胃、消食化滞、活血化瘀、降脂减肥等功效。

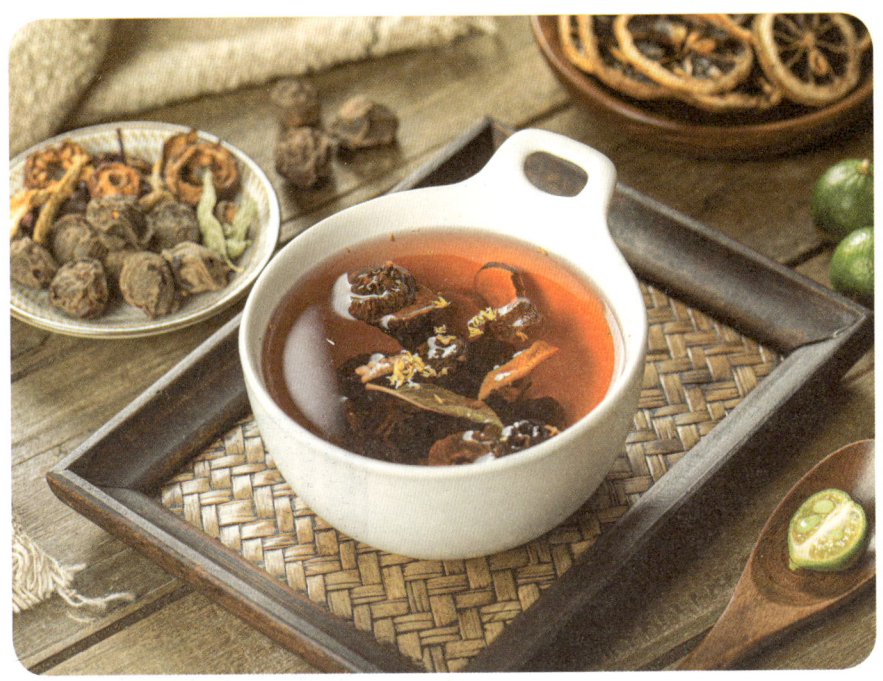

Tips

小贴士　山楂含糖量较高，处于严格减脂阶段（如轻断食日）不适宜多饮。

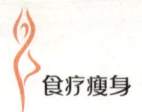
食疗瘦身

荷叶茶：清凉止血，降低血脂

主料 嫩荷叶。

做法

1. 将荷叶洗干净，去掉叶脉，切成丝，放入无油的炒锅中快速翻炒。
2. 取出荷叶，放入容器中，趁热用手揉制，接着放入锅中重炒，再取出揉制。
3. 反复炒几次后，荷叶被揉成颗粒状，再放入炒锅中炒几分钟，关火后用余温彻底烘干。
4. 饮用时取适量揉好的荷叶冲泡，也可加入山楂、陈皮等，风味更佳，功效更好。

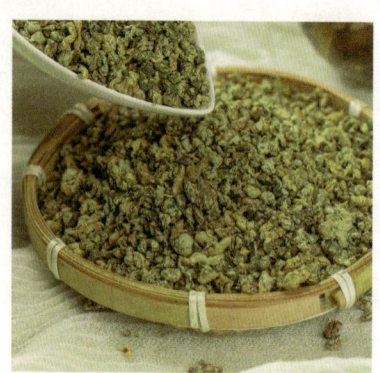

功效 荷叶茶解热、抑菌、解痉、清暑利湿、升阳发散、祛瘀止血，是广受推崇的减肥良药。

乌龙奶茶：减脂不减味

主料 乌龙茶适量，脱脂牛奶200毫升。

做法

1. 先把牛奶煮开，加入茶叶，闷五分钟。
2. 倒入杯中即可饮用。

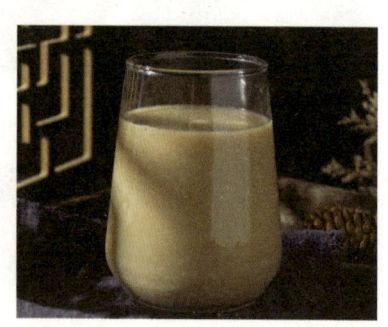

功效 乌龙茶有一定的减脂效果，脱脂牛奶能提升口感，又不会增加脂肪摄入。

Part 8 一杯茶饮，轻松喝出好身材

养胃茶饮，减肥神助攻

养胃茶饮富含膳食纤维，能促进肠道蠕动，帮助消化，从而为减肥提供助力。当然，养胃茶饮虽然对减肥有一定的帮助，但是不能替代健康的饮食和适量的运动。

大麦茶：清凉开胃，助消化

主料 大麦适量。

做法

1. 把大麦淘洗干净，晒干。
2. 把大麦放入锅中，小火不断翻炒。
3. 取适量炒好的大麦放入杯中，沸水冲泡 15 分钟即可饮用。

功效 大麦茶有开胃、助消化、减肥的作用。

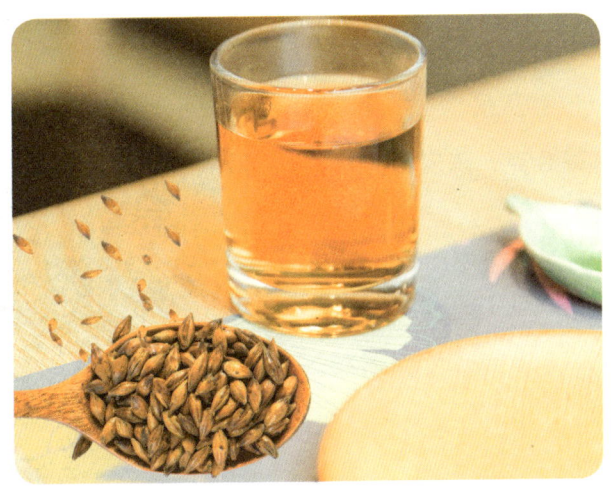

Tips

小贴士 泡大麦茶时加入适量决明子，减肥保健功效更佳。

135

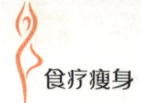

食疗瘦身

柠檬红茶：养胃护胃又降糖

主料 红茶 5 克。

配料 新鲜柠檬 2 片。

做法

1. 将红茶放入盖碗内，注入 95℃以上的水。
2. 用碗盖刮去浮沫，再加盖闷 3~10 秒（每冲泡一次延长 3~10 秒）。
3. 迅速将茶汤倒入另外的水杯内，放入柠檬片，即可饮用。

功效 红茶可以帮助胃肠消化、促进食欲等，还能辅助降血糖、降血压、降血脂；柠檬可以促进身体新陈代谢，辅助减肥。

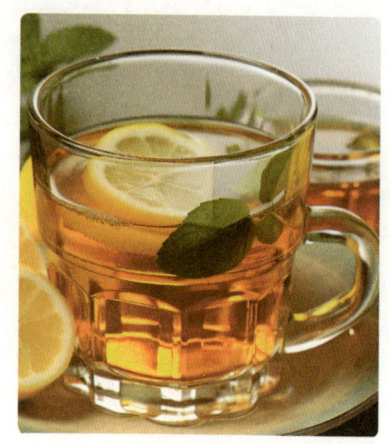

陈皮普洱茶：暖胃护胃，降脂减肥

主料 普洱茶 8 克，陈皮 3 克。

做法

1. 先将沸水倒入盖碗中，再从盖碗中倒入小茶杯中，进行温碗。
2. 往盖碗中投入普洱茶、陈皮，注入 90~100℃的水，以七分满为宜。
3. 盖上杯盖闷 5 秒后即可倒入小茶杯。

功效 此茶具有理气暖胃、消食化积、帮助降脂减肥的功效。

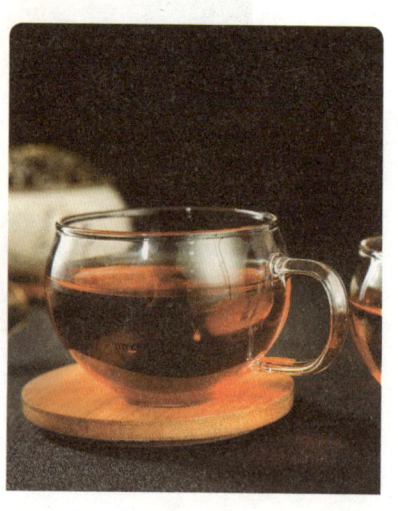

Part 8 一杯茶饮，轻松喝出好身材

玫瑰荷叶菊花茶：调理气血，促进新陈代谢

主料 1~2朵干玫瑰，荷叶10克，菊花2朵。

做法

1. 先将材料一起放入水中煮沸，15分钟后熄火。
2. 去渣取汁，倒入杯中，稍温后即可饮用。

功效 此茶可疏肝理气、清热解暑、健脾和胃。玫瑰、荷叶和菊花也是理想的减肥花茶，常饮对减肥有益。

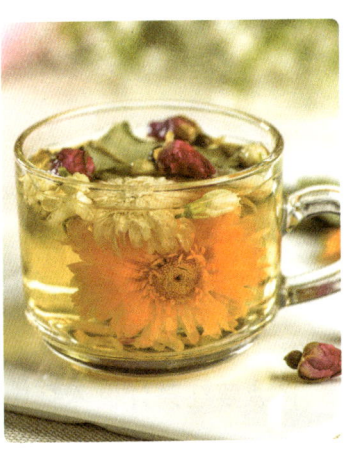

Tips
小贴士 玫瑰花茶具有收敛的作用，便秘者不适合饮用。

小青柑普洱茶：健脾养胃，降脂减肥

主料 小青柑普洱茶1颗。

做法

1. 取小青柑普洱茶1颗，揭开上方的盖子，放入壶中。
2. 烧开水后，第一遍先洗茶，倒掉。
3. 再次冲入开水，浸泡5秒后即可视水温饮用。

功效 小青柑普洱茶具有健脾养胃、降脂减肥的功效。

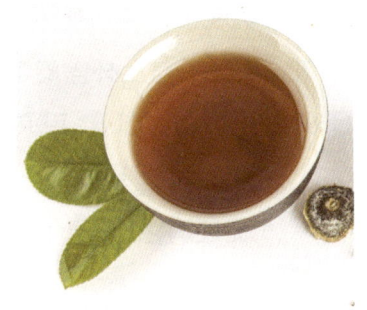

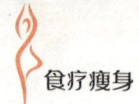

食疗瘦身

菠萝柠檬茶：消食祛湿，养颜瘦身

主料 菠萝 100 克，柠檬 60 克，红茶 5 克。

做法

1. 菠萝去皮切块；柠檬洗净切片；红茶放入茶壶中加沸水泡好。
2. 把菠萝和红茶一起放入豆浆机中，加入适量的水，打成菠萝红茶汁。
3. 将菠萝红茶汁倒入杯中，放入柠檬片即可。

功效 此茶膳食纤维丰富，可补充营养、促进消化，且热量较低，减脂期人士适当饮用有辅助减肥之效。

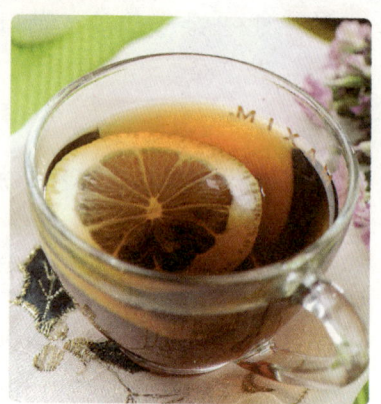

蜂蜜陈皮茶：开胃和中，助消化

主料 陈皮 10 克。
配料 蜂蜜适量。

做法

1. 陈皮切成丝，放入茶杯中。
2. 冲入开水，盖上杯盖闷 10 分钟左右。
3. 开盖去渣，加入蜂蜜，稍凉后即可饮用。

功效 此茶可理气开胃、健脾和胃、促进消化、燥湿化痰、润肠通便。

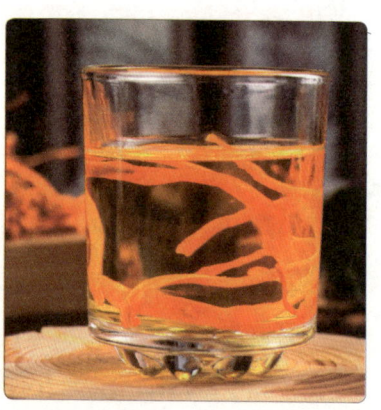

Tips
小贴士 陈皮表面可能有农药和保鲜剂污染，因此陈皮茶不宜经常饮用，以免损害身体健康。

Part 8 一杯茶饮，轻松喝出好身材

润肠茶饮，常喝能瘦身

润肠茶饮能够刺激肠道蠕动，促进排便，减少脂肪的吸收和堆积，还有助于排出体内的毒素和废物，从而辅助减肥。

蜂蜜柠檬茶：润肠通便，美容瘦身

主料 绿茶（也可根据自身爱好换成红茶、乌龙茶等）3克，蜂蜜15克。

配料 柠檬片（或薄荷叶、玫瑰花等）。

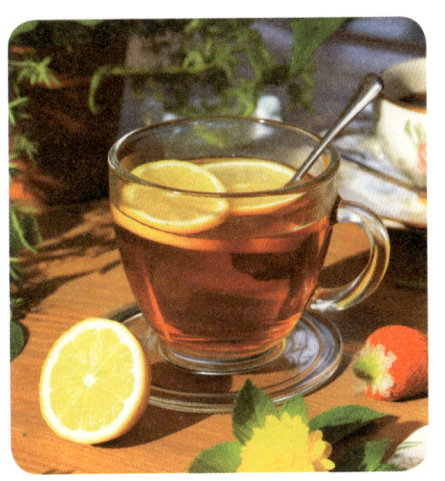

做法

1. 杯中注入85℃的水，投入茶叶。
2. 茶水放温后，加入蜂蜜搅匀。
3. 加入柠檬片（或薄荷叶、玫瑰花等）增加口感，即可饮用。

功效 此茶具有清热补中、解毒润燥、生津止渴、促进肠道蠕动和利尿解毒的功效。对于精神困倦、四肢乏力、暑热口渴、汗多尿少、便秘和肥胖等症颇为有益。

Tips 小贴士 蜂蜜虽然是单糖，但吃多了也容易堆积起来，变成脂肪。因此，食用蜂蜜需适度。

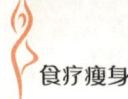
食疗瘦身

罗汉果茶：清热润肺，滑肠通便

主料 罗汉果1个。

做法

1. 将罗汉果洗净、切碎（也可切片）。
2. 将切好的罗汉果放入水杯里，加入60℃左右的水。
3. 静置几分钟，即可饮用。

功效 罗汉果茶有清热润肺、润肠通便的功效。

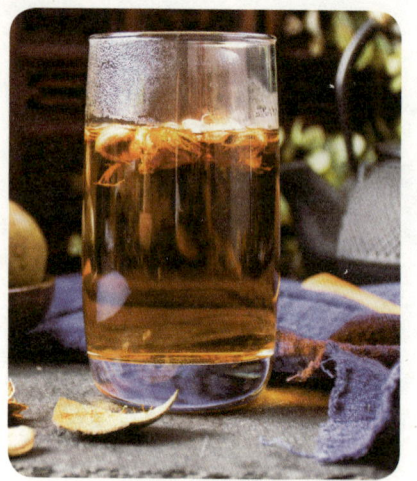

桑葚茶：美白护肤，喝出健康好气色

主料 干桑葚9克或用新鲜桑果60克（择一使用即可）。

配料 冰糖1小匙。

做法

1. 桑葚洗净。
2. 放入水壶中以热水冲泡3分钟后，将水倒掉。
3. 再以300~400毫升的水加冰糖煮沸，直到香味逸出即可。

功效 此茶可补血养颜、促进肠道蠕动、改善消化不良、去除油脂、润肠通便，对瘦身减肥有裨益。

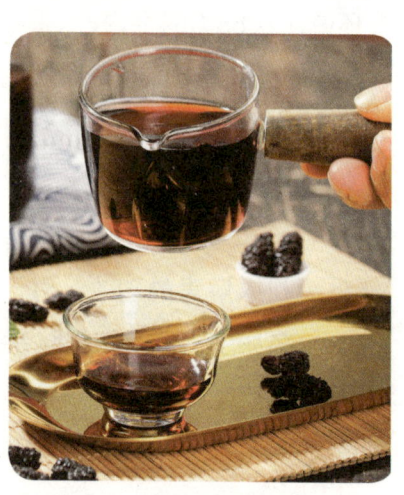

Part 8 一杯茶饮，轻松喝出好身材

降火茶饮，身体清凉瘦得快

降火茶饮能有效清除体内的热毒，改善身体内循环，同时促进新陈代谢，有助于减少脂肪的堆积。

胖大海茶：润喉清音，缓解燥热

主料 胖大海 3~5 枚。

做法

1. 将胖大海洗净，放入杯中。
2. 注入沸水，加盖闷 15 分钟即可。

功效 此茶具有生津止渴、利咽开音的功效，同时还可以清肠热、帮助身体排毒，从而起到辅助减肥的效果。

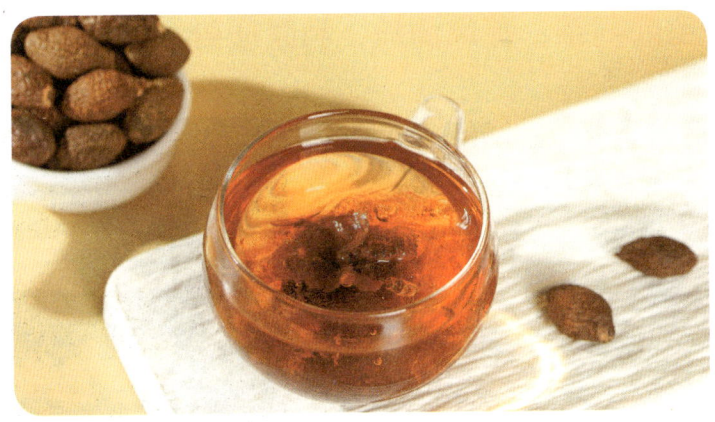

Tips 小贴士 咽喉不适时，每日可饮 2~3 剂胖大海茶，泡到没有味道即可换掉。胖大海具有一定的毒性，并非安全的茶叶替代品，不建议长期服用。

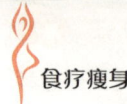
食疗瘦身

蒲公英茶：清热解毒，强化肝脏

主料 干蒲公英2克。

做法

1. 将蒲公英放入茶杯中，冲入80℃左右的水。
2. 静置5分钟左右，温度适宜后即可饮用。

功效 蒲公英茶具有清热解毒、利尿通淋、消肿散结的作用，适用于感染所致的肺部、乳房、肠道、皮肤的脓肿，对于体内湿热显著的肥胖者有一定的辅助治疗功效。

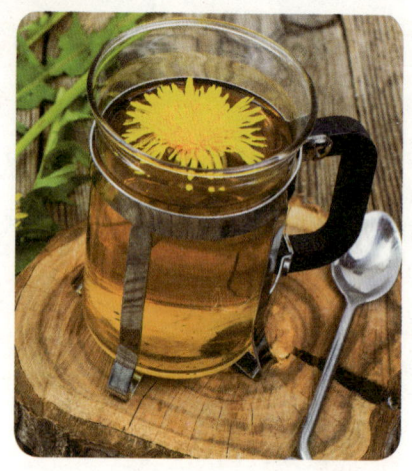

蜂蜜薄荷茶：疏风清热，利尿瘦身

主料 干薄荷2克（鲜薄荷叶可多放一些）、红茶5克。

配料 蜂蜜适量。

做法

1. 薄荷洗净，与红茶一起放入茶杯中。
2. 加入沸水，静置一会儿。
3. 香味出来且稍温后，加入蜂蜜调匀即可饮用。

功效 薄荷茶能疏风清热、镇静情绪、提神解郁、止咳、缓解感冒头痛，有助于开胃消化、消除胃胀气、纾解喉部不适。

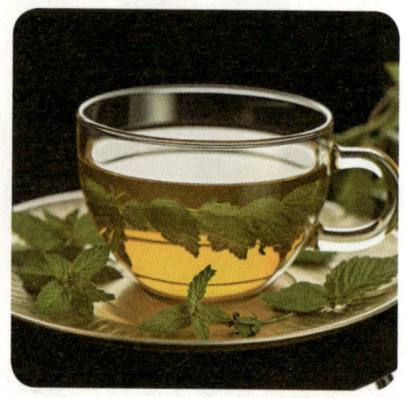

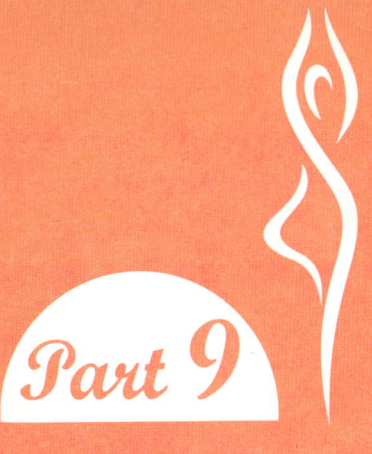

Part 9

小小药材，
瘦身效果很厉害

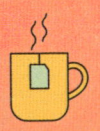

一些功效独特、毒性小或无毒的药材，被列入药食同源的目录。其中有相当一部分药材可以润肠通便、利水消肿乃至消解脂肪等，在医生的指导下适度使用，有一定的瘦身功效。

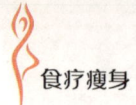

清热草药，解毒助消化

遵循医生或专业人士的建议，合理运用清热草药，不仅可以解毒助消化，还能为我们的生活增添一份自然的清新与健康。

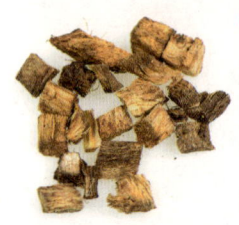

【葛根】

● **生津解毒，有一定减肥功效**

性味归经： 性凉，味甘、辛；归脾、胃、肺经。

功能主治： 解肌退热，透疹，生津止渴，升阳止泻。主治表证发热、项背强痛、麻疹不透、热病口渴等病症。

食用方法： 通常磨粉冲服，也可以直接切片泡水，或者与大米等一起熬成粥食用。

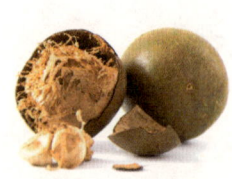

【罗汉果】

● **清热润肺，滑肠通便**

性味归经： 性凉，味甘；归肺、大肠经。

功能主治： 具有清肺利咽、化痰止咳、润肠通便的功效。主治咳喘、咽痛、便秘等病症。

食用方法： 通常泡水饮用，也可以用来煲汤。

Part 9　小小药材，瘦身效果很厉害

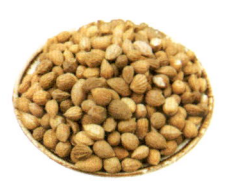

【郁李仁】

● **缓解肠胃燥热、水肿胀满**

性味归经： 性平，味辛、苦、甘；归脾、大肠、小肠经。

功能主治： 具有润肠通便、下气利尿消肿的功效。主治肠燥便秘、水肿胀满、脚气浮肿等病症。

食用方法： 泡水、煮粥、制作糕点等。

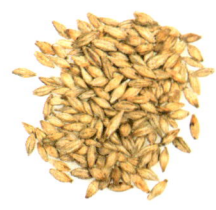

【麦芽】

● **促进消化，健康减肥**

性味归经： 性平，味甘；归脾、胃、肝经。

功能主治： 具有消食健胃、回乳消胀的功效。主治米面薯芋食滞、乳房胀痛等病症，还能用于断乳。

食用方法： 煮水、制麦芽糖、煮汤等。

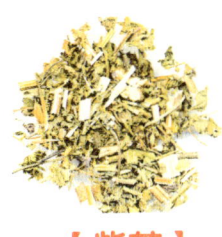

【紫苏】

● **解表散寒，行气和胃**

性味归经： 性温，味辛；归肺、脾经。

功能主治： 具有解表散寒、行气宽中等功效。主治风寒感冒、脾胃气滞、胸闷呕吐、七情郁结等病症。

食用方法： 煎汤、泡水，也可用作烹饪时的配料。

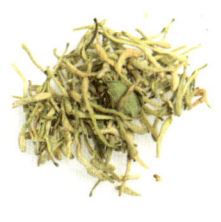

【金银花】

● **阴虚内热型肥胖者的福音**

性味归经： 性寒，味甘；归肺、心、胃经。

功能主治： 具有清热解毒、疏散风热的功效。主治痈肿疔疮、外感风热、温病初起等病症。

食用方法： 泡水、熬汤、制成金银花露。

145

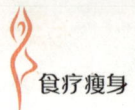

● 养阴生津之佳品

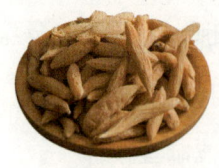

【麦冬】

性味归经： 性微寒，味甘、微苦；归胃、肺、心经。

功能主治： 具有生津解渴、润肺止咳的功效。主治肺燥干咳、阴虚痨嗽、喉痹咽痛、津伤口渴等症。

食用方法： 泡水代茶饮、炖汤、煮粥等。

● 清热利尿，促进人体新陈代谢

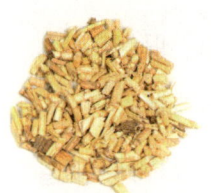

【白茅根】

性味归经： 性凉，味甘；归肺、胃经。

功能主治： 具有凉血止血、清热利尿的功效。主治血热鼻衄、咯血、尿血、血淋、热淋、水肿、湿热黄疸、胃热呕吐、肺热咳喘等病症。

食用方法： 泡水、煮水、炖煮、煲汤等。

● 和胃，有助于减肥

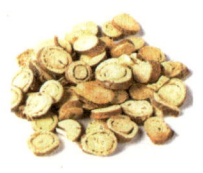

【甘草】

性味归经： 性平，味甘；归心、肺、脾、胃经。

功能主治： 具有益气补中、润肺止咳、清热解毒、缓急止痛、调和药性的功效。主治脾虚倦怠、心虚悸动、咳嗽气喘、痈疽喉痹、药食中毒等病症。

食用方法： 泡水、煲汤等。

Part 9　小小药材，瘦身效果很厉害

利水中药，减肥不可少

利水中药在减肥过程中有着独特的作用。它们能促进尿液的排出，减少体内水分潴留，对于减肥有一定的辅助作用。

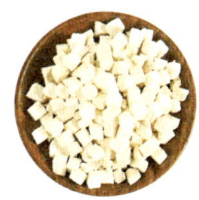

【茯苓】

● **利水渗湿，化痰消脂**

性味归经： 味甘、淡，性平；归心、肺、脾、肾经。

功能主治： 具有利水消肿、渗湿、健脾、宁心的功效。主治水肿、痰饮、脾虚泄泻、心悸、失眠等。

食用方法： 磨粉冲服、制成糕点、煮粥或煲汤等。

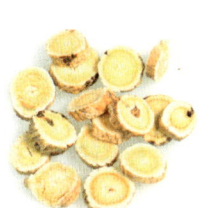

【黄芪】

● **健脾益气，利水消肿**

性味归经： 性微温，味甘；归脾、肺经。

功能主治： 具有健脾补中、升阳举陷、益卫固表、利尿、托毒生肌的功效。主治脾气虚证、肺气虚证等。

食用方法： 泡水、煮粥、煲汤等。

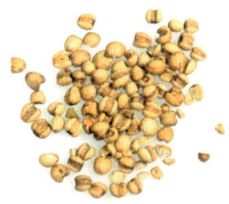

【薏苡仁】

● **除湿健脾，消水肿**

性味归经： 性凉，味甘、淡；归脾、胃、肺经。

功能主治： 可利水渗湿，健脾止泻，除痹，排脓，解毒散结。主治水肿、脚气、小便不利等病症。

食用方法： 磨粉冲服、煮汤、煮粥等。

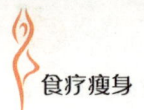

泻下类药，减肥效果好

泻下类药物通过促进肠道蠕动、增加排便次数等方式，排出体内的水分和部分未消化的食物残渣，从而使体重减轻。但其会影响正常代谢与营养物质的吸收、利用等，必须谨慎使用。

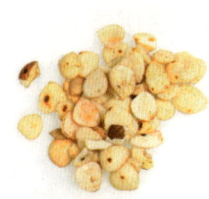

【甜杏仁】

● **止咳祛痰，润肠通便**

性味归经： 性平，味甘；归肺、大肠经。

功能主治： 具有润肺、平喘、润肠通便、保护视力的功效。主治虚劳咳喘、呼吸不畅、胸闷气短、肠燥便秘等病症。

食用方法： 炒食、煮粥、制成饮品和糕点等。

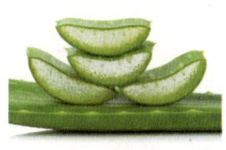

【芦荟】

● **泻下通便，清肝泻火**

性味归经： 性寒，味苦；归肝、胃、大肠经。

功能主治： 具有泻下通便、清肝、杀虫、抗衰老、补水保湿的功效。主治热结便秘、烦躁惊痫、小儿疳积、癣疮等病症。

食用方法： 凉拌、炒菜、煮汤、榨汁等。

Part 9 小小药材，瘦身效果很厉害

活血中药，促进血液循环

> 活血中药能促进血液循环，使得身体能够更好地获得氧气和营养物质，同时也能更有效地排出代谢废物，对减肥有一定的辅助作用。

● **消食化滞，行气散瘀**

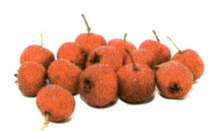

【山楂】

性味归经： 性微温，味酸、甘；归脾、胃、肝经。

功能主治： 具有消食化积、行气散瘀的功效。主治饮食积滞、泻痢腹痛、疝气痛、瘀阻胸腹痛、痛经等。

食用方法： 鲜食、煮粥、泡水、制作糖葫芦和果酱等。

● **行气化痰，降血脂**

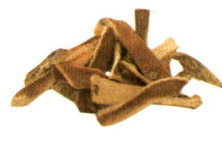

【陈皮】

性味归经： 性温，味辛、苦；归脾、肺经。

功能主治： 具有理气健脾、燥湿化痰的功效。主治脾胃气滞、呕吐、呃逆、湿痰、寒痰咳嗽、胸痹等。

食用方法： 泡水、煮粥、煮汤等。

149

● 利尿通便，降脂减肥

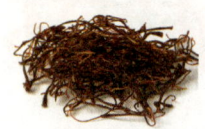

【红花】

性味归经： 性温，味辛；归心、肝经。

功能主治： 具有活血通经、祛瘀止痛、调节血脂的功效。主治血滞经闭、痛经、产后瘀滞腹痛、癥瘕积聚、胸痹心痛、血瘀腹痛、胁痛、跌打损伤等。

食用方法： 泡水、炖煮等。

● 改善循环消水肿

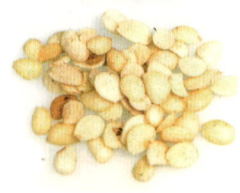

【桃仁】

性味归经： 性平，味苦、甘；归心、肝、大肠经。

功能主治： 具有活血祛瘀、润肠通便、止咳平喘的功效。主治经闭痛经、癥瘕痞块、肺痈肠痈、跌扑损伤、肠燥便秘、咳嗽气喘等。

食用方法： 磨粉冲服、煮粥等。

● 加速血液循环

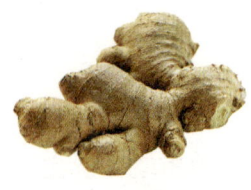

【生姜】

性味归经： 性温，味辛；归肺、脾、胃经。

功能主治： 具有解表散寒、温中止呕、温肺止咳、解毒的功效。主治风寒感冒、胃寒呕吐、肺寒咳嗽等，还可解鱼蟹毒。

食用方法： 煮汤、充当烹饪配料、榨汁等。

Part 9　小小药材，瘦身效果很厉害

平肝药材，瘦身好辅助

平肝药材能调节血压和神经、改善睡眠、控制情绪等，能避免不良情绪造成的食欲亢进。其能维持身体正常代谢，也能在一定程度上辅助减肥。

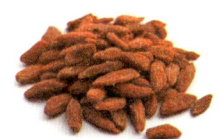

【枸杞】

● **降低胆固醇，促进脂肪消耗**

性味归经： 性平，味甘；归肝、肾、肺经。

功能主治： 具有滋补肝肾、益精明目的功效。主治肝肾阴虚及早衰证。

食用方法： 嚼服、泡水、煮粥等。

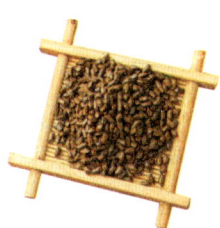

【决明子】

● **润肠通便，降脂明目**

性味归经： 性微寒，味甘、苦、咸；归肝、胆、肾、大肠经。

功能主治： 具有清热明目、润肠通便的功效。主治目赤肿痛、羞明多泪、目暗不明、头痛、眩晕、肠燥便秘等病症。

食用方法： 泡水、煮粥等。

151

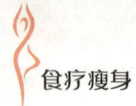

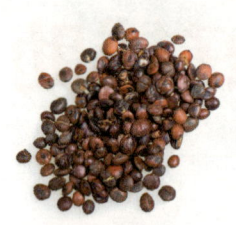

【酸枣仁】

● **养心安神，分解脂肪**

性味归经： 性平、温，味甘、酸；归心、肝、胆经。

功能主治： 具有养心益肝、抗抑郁、安神、敛汗的功效。主要用于血虚心悸、怔忡、健忘、失眠、多梦、眩晕、体虚自汗、盗汗及津伤口渴咽干等病症。

食用方法： 泡水、煎汁、煮粥等。

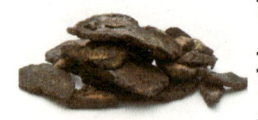

【生地黄】

● **滋阴养血，降火减重**

性味归经： 性寒，味甘、苦；归心、肝、肾经。

功能主治： 具有清热生津、凉血、止血的功效。主治热病伤阴、舌绛烦渴、发斑发疹、吐血、衄血、咽喉肿痛等。

食用方法： 煎汁、熬膏、熬粥等。

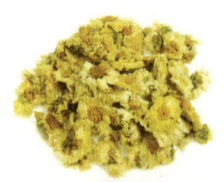

【菊花】

● **滋肝解毒，降脂减肥**

性味归经： 性微寒，味苦、甘；归肺、肝经。

功能主治： 具有疏散风热、平抑肝阳、清肝明目、清热解毒的功效。主治风热感冒、温病初起、肝阳眩晕、肝风实证、目赤昏花、疮痈肿毒等。

食用方法： 泡茶、煮粥、制作糕点等。

Part 9 小小药材，瘦身效果很厉害

每天一碗药膳，瘦身自然又健康

药膳将食物与药材巧妙结合，为瘦身之路增添了一抹独特的色彩。不过，药膳不能随意搭配，必须咨询医生，同时辅以适量的运动和合理的饮食，才能达到更好的瘦身效果。

黄芪鲫鱼火锅：保肝利尿，美容抗衰

主料 鲫鱼2条，粉丝、豆腐、娃娃菜、黄豆芽、生菜等各适量。

配料 黄芪20克，姜片、葱段各15克，葱叶10克，纱布1块，料酒、炒枳壳、味精、胡椒粉、盐、油、鲜汤各适量。

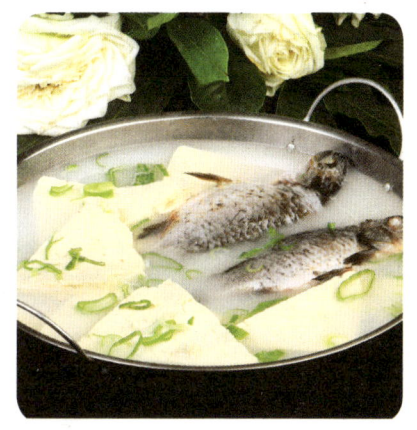

做法

1. 鲫鱼处理干净后，以葱段、料酒和部分姜片码味；豆腐切大片，略焯水备用；将其余食材处理好备用。
2. 用纱布包上黄芪、炒枳壳，入砂罐熬出药液备用。
3. 锅中下油烧热，下剩余姜片煸出香味，放鲜汤、鲫鱼、豆腐、粉丝、药液，略煮后连鱼带汤一起转入砂锅，鲫鱼七成熟后加味精、胡椒粉、盐调味，再撒上葱叶略煮，即可吃肉、涮食娃娃菜、黄豆芽、生菜等食材。

功效 此菜有补气健脾、增强机体免疫功能、保肝利尿等功效，可排出身体多余水分，辅助减肥。

153

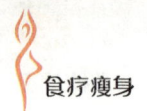

茯苓松子豆腐：低脂高营养

主料 豆腐500克，胡萝卜25克，香菇（鲜）30克。

配料 茯苓粉30克，松子仁、蛋清各40克，盐3克，黄酒50毫升，豌豆淀粉5克。

做法

1. 豆腐挤压除水，切成小方块；香菇洗净切块；胡萝卜洗净，切成花形薄片；蛋清打至泡沫状。

2. 在豆腐块上撒上茯苓粉、盐，将豆腐块摆平，抹上蛋清，摆上香菇、胡萝卜、松子仁，入蒸锅内旺火蒸10分钟取出。

3. 水、盐、黄酒倒入锅内烧开，加豌豆淀粉勾成白汁芡，浇在豆腐上即成。

功效 此菜具有健脾化湿、防肥减肥、降血糖等功效，适用于中度肥胖者，阳虚肥胖者不宜食用。

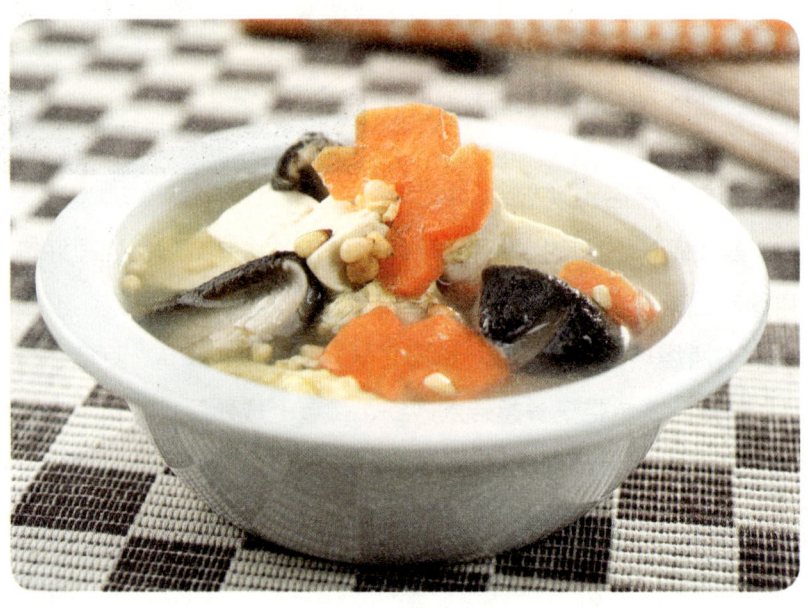

Part 9 小小药材，瘦身效果很厉害

清炒苋菜：清热解毒，通利肠胃

主料 苋菜 300 克。

配料 植物油、食盐、鸡精各适量。

做法

1. 苋菜摘去老梗，洗净备用。
2. 锅中倒入植物油，烧至八成热，放入苋菜快速翻炒至熟，加食盐、鸡精调味即可。

功效 此菜有清热利湿、瘦身排毒的功效。

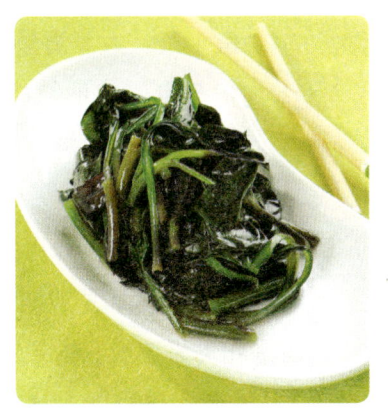

陈皮萝卜煮肉丸：健脾消食，辅助减肥

主料 萝卜、羊肉各适量。

配料 陈皮、姜、盐、鸡精、胡椒粉、香菜各适量。

做法

1. 将羊肉剁成肉馅，加入盐、鸡精搅拌均匀；萝卜、陈皮均切成丝备用；姜去皮切末；香菜洗净切段。
2. 坐锅点火倒入水，待水开后放入萝卜丝，烫熟后取出放入碗中，在萝卜汤中加入陈皮、姜末，将肉馅挤成丸子入锅，煮熟后放入萝卜丝，加盐、胡椒粉调味，放入香菜段即可。

功效 此品具有补气滋阴、暖中补虚、健脾消食、辅助减肥等功效。

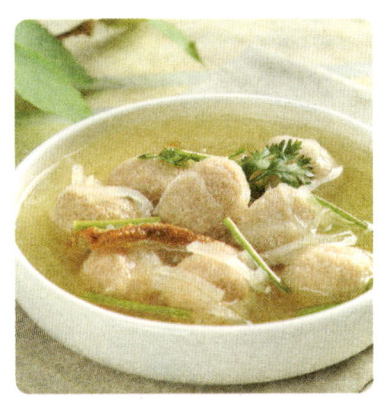

食疗瘦身

菊花鱼片粥：补气益肾，疏风清热

主料 鲈鱼1条，大米适量。

配料 枸杞5克，生抽、胡椒、生粉、香油、姜片、菊花、精盐各适量。

做法

1. 鲈鱼洗净后起肉，鱼肉用生抽、胡椒、香油和生粉腌渍。
2. 鱼头、鱼骨放姜片先煎一会儿，再下水煮到汤白，去渣。
3. 用鱼汤和大米煲粥，粥差不多好时将菊花放入，再放入腌过的鱼肉，小火煲至鱼肉熟透，调入精盐，撒上洗净的枸杞后关火。

功效 鲈鱼补气益肾，菊花疏风清热，此粥可促进新陈代谢、辅助减肥。

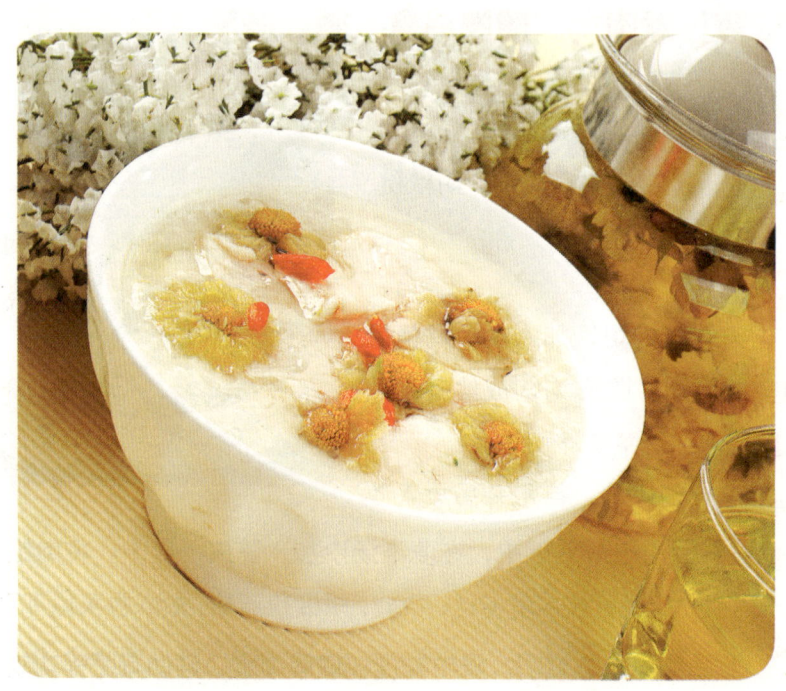

Part 9 小小药材，瘦身效果很厉害

海参当归汤：补肾益精，补充营养

主料 干刺海参 100 克，当归、百合各 30 克。

配料 姜丝、食盐、味精各适量。

做法

1. 把海参从腹下开口，去除内脏后备用。
2. 锅中放入水，将当归、姜丝放入锅内略煮。
3. 把海参与百合放入锅中，炖煮至熟后放入食盐、味精调味即可。

功效 此汤可以固本补气、补肾益精，改善肥胖患者腰酸乏力、困乏倦怠等症状。海参属于高蛋白、低脂肪的食物，减肥期间适量食用可避免节食造成的营养不良。

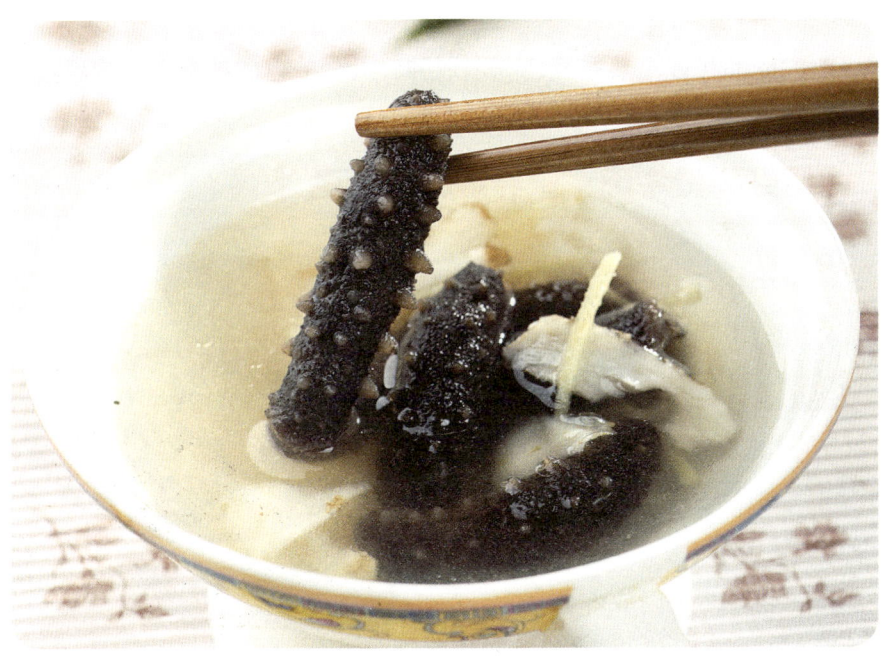

Tips 小贴士 海参要用温水泡发，浸泡 24 小时。

食疗瘦身

虫草炖鸭子：补虚抗衰，助益减肥

主料 鸭子1只，冬虫夏草10个。

配料 绍酒、姜片、盐各适量。

做法

1. 鸭子洗净，放入滚开水中，大火炖8分钟，取出洗净。
2. 冬虫夏草用清水洗净，细的一端留用，把粗的一端插在鸭身和鸭腿上。
3. 将鸭子、绍酒、姜片和留用的冬虫夏草放入砂锅内，加入4杯滚开水，中火炖40分钟后，调入盐，搅拌均匀即可。

功效 此品可以清热益气、利水消肿、滋阴补虚、抗衰老、抗癌。

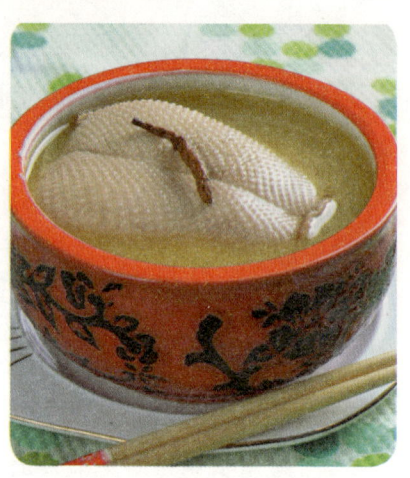

山楂红枣煲牛肉：营养解馋抗衰老

主料 牛肉300克，山楂30克，红枣40克。

配料 姜片、葱段、精盐适量。

做法

1. 将牛肉洗净斩块；山楂、红枣洗净，山楂去核。
2. 将处理好的牛肉放入瓦煲内，再加入姜片、葱段煲2小时，然后加入山楂、红枣继续煲15分钟，拣出姜片、葱段，调入精盐即成。

功效 此品具有补充营养、促进消化、增进食欲、辅助减肥等功效。

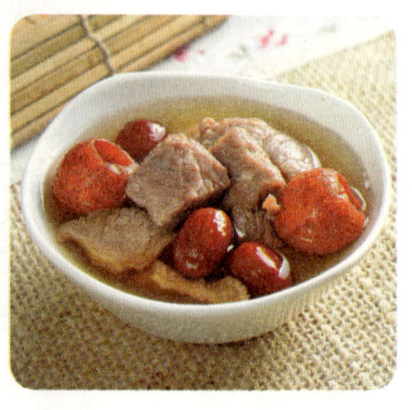

Part 9　小小药材，瘦身效果很厉害

番茄柠檬炖鲫鱼：鲜香适口，食补佳品

主料 鲫鱼 400 克，油菜、番茄、柠檬片各适量。

配料 精盐、胡椒粉、植物油、料酒各适量。

做法

1. 鲫鱼处理干净，斩段，加精盐、柠檬片腌渍片刻；番茄洗净切块备用；油菜洗净。

2. 锅置火上，倒植物油烧热，下入鲫鱼段煎至两面上色，然后添入热水，煮沸后撇去浮沫，加入番茄、柠檬片、油菜，转大火煮约 6 分钟，最后加精盐、料酒、胡椒粉调味即成。

功效 此品具有开胃健脾、利湿、降血压、降血脂、辅助减肥等功效。

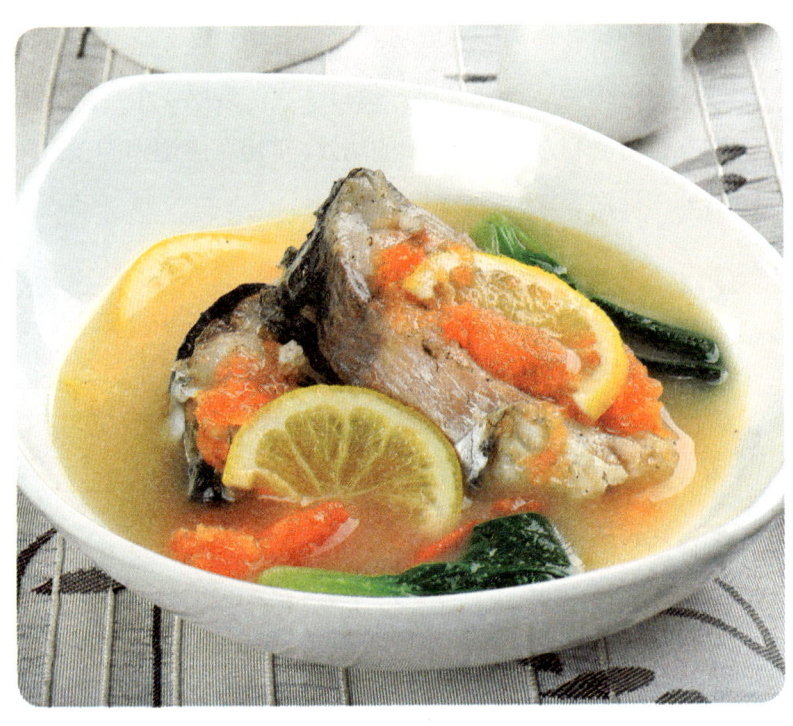

 食疗瘦身

中医名方，古老的瘦身智慧

中医名方蕴含着古老的瘦身智慧，其中也包括瘦身的药方。但是请注意，中医名方的使用需要根据个人的体质、症状和病情进行辨证论治，且要在医生的指导下进行，不能盲目自行服用。

荷叶灰方：久用令人体瘦腰细

组成 荷叶。

做法 取干荷叶置大锅内，上覆一口径略小的圆锅，上贴白纸，两锅交接处用黄泥封固，煅至白纸呈焦黄色，停火，待冷取出，观察烧制的荷叶焦黄则为成功。

用法 每次10~20克，米汤调服，每日3次，连服1个月。

功效 本方有清暑利湿、升发清阳的功效，常用可渗湿消肿、减肥降脂。

来源 明·《证治要诀》。

肥治方：健脾胃，补肝肾，美形体

组成 杜仲、人参、白芥子各90克，白术、薏苡仁、芡实各150克，熟地黄240克，山茱萸120克，肉桂、茯苓各60克，砂仁15克，益智仁、北五味子、橘红各30克。

做法 上药共研末，和蜜为丸。

用法 每日服15克，白开水送服。

功效 本方对脾胃虚弱、湿盛痰壅、肝肾不足、阳气衰微所致的形体胖大有效。

来源 清·《石室秘录》。

Part 9 小小药材，瘦身效果很厉害

轻身散：补气健脾，减肥轻身

组成 黄芪 500 克，茯苓、甘草、人参、山茱萸、云母粉、生姜各 3 克。

做法 先将黄芪、生姜煮汁 30 沸，焙干为散，再将茯苓等余五味捣筛为散，拌匀备用。

用法 每服 1 克，入盐少许，开水冲服，不拘时候。

功效 本方适用于气虚湿阻型肥胖。

来源 宋·《圣济总录》。

防风通圣散：发汗达表，血热用变

组成 防风、川芎、当归、芍药、大黄、薄荷叶、麻黄、连翘、芒硝各 15 克，石膏、黄芩各 30 克，滑石 90 克，生甘草 60 克，荆芥穗、白术、栀子各 7.5 克。

做法 上药水煎或研粉水泛为丸。

用法 丸剂每次口服 6 克，每日 2 次。汤剂清水煎成 200 毫升，每次服 100 毫升，每日 2 次。

功效 本方可用来治疗胃火旺盛、食多便少之肥胖。

来源 金·《宣明论方》。

五皮饮：行气化湿，利水消肿

组成 陈皮 9 克，茯苓皮 24 克，生姜皮 6 克，桑白皮 9 克，大腹皮 9 克。

做法 上药用水煎制。

用法 温服，为 1 日量。

功效 本方能够起到利水消肿、理气健脾、调节血糖、促进消化以及增强免疫力等功效，但要遵循医生指导，不可长期不间断服用。

来源 明·《证治准绳》。

161

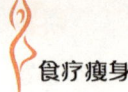

血府逐瘀汤：活血化瘀，理气解郁

组成 桃仁12克，红花、当归、生地黄、牛膝各9克，川芎、桔梗各4.5克，赤芍、枳壳、甘草各6克，柴胡3克。

做法 上药用水煎制。

用法 温服。

功效 本方主治皆瘀血内阻胸部、气机郁滞所致诸症。对于气郁血瘀型肥胖者也有一定的疗效。

来源 清·《医林改错》。

Tips

小贴士 本方有活血之效，能诱导血液循环，可能导致流产，因此孕妇严禁服用。

枳实白术汤：通便利水，祛除将军肚

组成 枳实15克，白术10克。

做法 取枳实、白术，加入水进行煎汁，用500毫升水，煮取300毫升。

用法 分3次温服。

功效 行气消痞，主治气滞水停的症状。对于现代大肚子肥胖痰湿体质的人群有明显效果。

来源 汉·《金匮要略》。

Part 10
热门食疗减肥法面面观

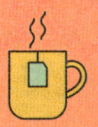

为了减肥，人们真是绞尽了脑汁，就拿饮食疗法来说，现在网络上流行着五花八门的方法。这些热门的食疗减肥法真的健康可靠吗？真的适合自己吗？大家一定不能盲目跟风，因为不正确或是不适合自己的减肥方法只会让人越减越肥，甚至损害身体健康。一定要对它们有一个正确的了解，并选择适合自己的方法。

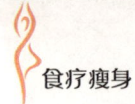

5+2 轻断食减肥法

"轻断食"又叫间歇性能量限制饮食，是一种按照一定规律在规定时间内禁食或进行有限能量摄入的饮食模式。这种周期性的短暂断食，能够引发身体长期的积极变化，因此在国内外广受欢迎，不仅有助于减肥，也有利于身体健康。

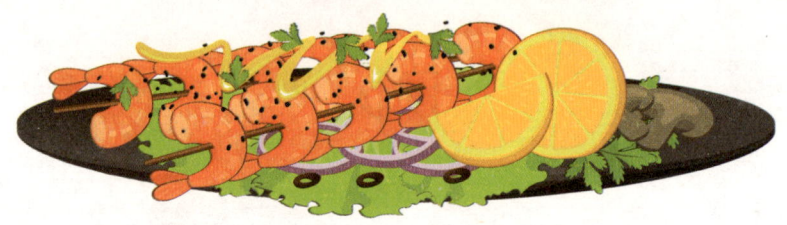

1. 什么是 5+2 轻断食法

所谓 5+2 轻断食法，就是在 1 周内选择不连续的 2 天进行断食，其他 5 天则正常饮食。在轻断食的 2 天内并非什么都不吃，而是只摄取平常热量 25% 的食物，大约为男性 600 千卡、女性 500 千卡。适合断食日的食物主要是营养密度高但升糖指数低的食物，如鱼、虾、去皮鸡肉、豆腐、低脂牛奶等，也可以用大量青菜堆满你的盘子。断食日可以吃一些升糖指数低的水果，升糖指数高的水果就留着在自由饮食的日子吃。

正常饮食的5天也不能放纵自己去吃高热量、高升糖指数的食物，例如巧克力、蛋糕、汉堡、薯条、炸鸡块等，而是要多吃粗杂粮、蛋白质、优质脂肪、新鲜蔬果等。吃

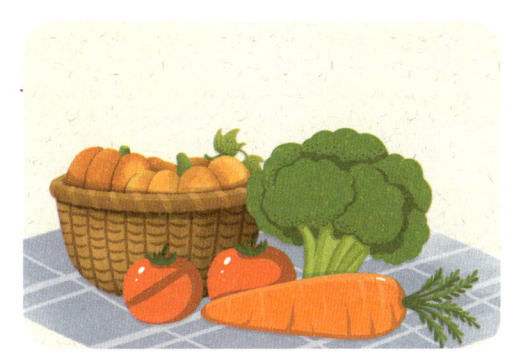

水果的时间最好选在两餐之间，尤其是感到饥饿时或者进行体力活动后，可以进行能量和营养素补充，而且对血糖的影响较小。

2. 5+2轻断食减肥法注意事项

无疾病者、儿童或者只患某些疾病的人（孕妇除外），体检后记下体重、BMI、血脂水平等，并感觉身体舒适、目标坚定、有决心时，可开始轻断食，开始前可咨询医生。

有下列疾病的人，由于容易发生猝死及并发症，不可进行轻断食，也不建议极低热量饮食：

心脏病患者、肾病患者轻断食，容易出现心律不齐乃至猝死。

糖尿病患者轻断食，可能导致糖分代谢异常及潜伏心脏病，出现猝死。

胆囊疾病患者、感染性疾病患者、癌症患者进行轻断食，容易出现降低抵抗力的情况，使疾病恶化。

有酒瘾者多有肝病和营养不良的状况，轻断食时容易发生危险。

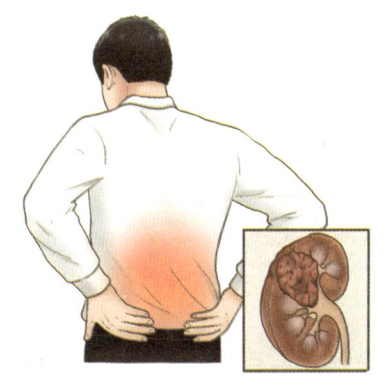

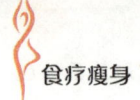

3. 如何战胜饥饿感

轻断食时，不要总觉得自己被困在饥饿感中，要相信自己能克服饥饿感。

可以通过做不同的事来转移注意力，如喝茶、与朋友聊天、散步、跑步、洗澡等。此外，让自己忙碌起来也能有效缓解饥饿感。

还可通过调整饮食结构来减轻饥饿感，优先选择低热能、高营养密度的蔬菜、菌菇及豆制品类食物，如黄瓜、大白菜、豆芽、菠菜、韭菜、南瓜、冬瓜、青椒、莴笋、茄子、菜花、蘑菇、豆腐等；水果中橙子和苹果饱腹感较强；肉类中鱼肉比牛肉更易产生饱腹感。高蛋白食物如鸡蛋、奶酪等消化慢，也能提供较好的饱腹感。高纤维食品如玉米、果胶、豆类、海藻类植物等，可延缓胃排空、改变肠运转时间，增加耐饥力。

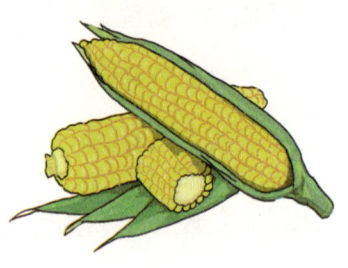

轻断食者的饥饿感是阶段性的，熬过难受时刻，饥饿感就会消退。要时刻安慰自己，只要坚持一天（或一段时间），第二天便可以正常吃了。轻断食最大的敌人不是饥饿感，而是半途而废。我们要让轻断食成为生活习惯，最终会收获健康和美丽。

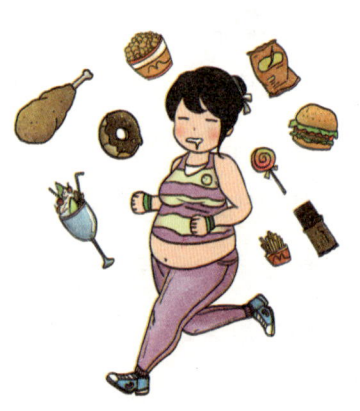

Part 10 热门食疗减肥法面面观

16+8 轻断食减肥法

> 16+8 轻断食减肥法，又称时间限制断食法，与 5+2 轻断食减肥法一样，都是流行的"网红减肥法"。16+8 轻断食即一天内仅在特定的 8 小时时间段内可以随意进食，其余的 16 小时则需禁食。

1. 应该怎么吃

以具体的时间安排为例，你可以选择在早上 6 点到下午 2 点之间进食两餐。在这个时间段内，你可以正常吃饭。但是，如果你的目标是加快减肥速度并期望看到更显著的效果，那么在进食的 8 小时内就不要敞开吃、随便吃，否则断食也没有意义了。

建议选择低碳水化合物饮食，多摄入营养密集的食物，特别是富含蛋白质的食物，像瘦肉、鱼类、豆类等，这些食物能够提供饱腹感，同时又不会带来过多的碳水化合物。绿叶蔬菜要多吃，其中的营养素和膳食纤维是身体迫切需要的。对于水果，要挑选那些糖分较低、富含纤维的品种，如草莓、蓝莓等。坚果也是不错的选择，

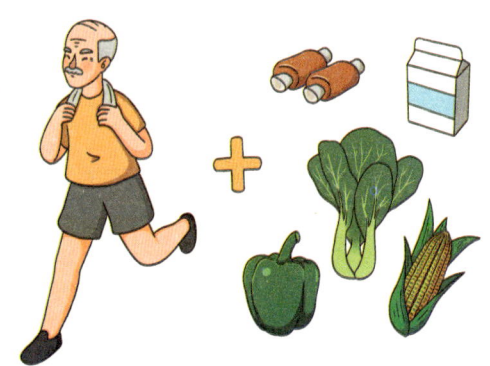

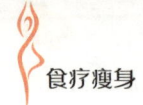

但要注意控制量,因为坚果热量较高。

下午 2 点之后,一直到第二天早上 6 点之间,都不能再摄入任何含有热量的东西。这期间,保证充足的水分摄入至关重要,可以饮用无热量的饮品,如水、绿茶、黑咖啡等。

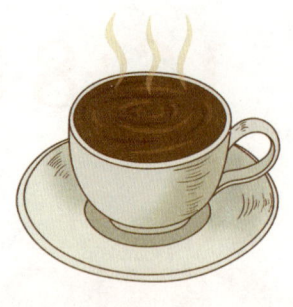

16+8 的两餐除了选择早餐加午餐,也可以选择早餐加晚餐,例如早上 9 点吃过早餐后,就跳过午餐,在下午 5 点吃晚餐。

2. 16+8 轻断食的优点

对于刚刚接触轻断食法的新手而言,16+8 轻断食相对容易适应。这种循序渐进的方式,能让身体有足够的时间去适应禁食的状态,减少因突然改变饮食模式而可能带来的不适。

16+8 轻断食也会对身体的代谢功能产生积极影响,通过调整进食时间,让身体有更多的时间进行自我修复和调整。在禁食期间,身体会启动一些生理机制,如促进脂肪燃烧、改善胰岛素敏感性等。同时,这种饮食法也有助于培养自律和健康的饮食习惯。

3. 注意事项

每个人的身体状况不同,在开始 16+8 轻断食之前,最好先咨询专业的营养师或医生的建议。尤其是那些有特殊健康问题,如糖尿病、肠胃疾病、心血管疾病等的人群,更要谨慎对待。只有在确保安全和适合自身身体条件的情况下,才能更好地享受 16+8 轻断食带来的益处,实现健康减肥和维持良好身体状态的目标。

Part 10　热门食疗减肥法面面观

生酮饮食减肥法

想要减肥的人，听到最多的建议往往是控制饮食，尤其是减少油脂的摄入。然而，你是否听说过一种截然相反的减肥方式——狂吃油减肥？这就是当下流行的生酮饮食减肥法，它声称能让人极速减重，引起了广泛的关注。

1. 生酮饮食减肥法是什么

早在 1972 年，美国一位心脏科医师就提出了一个具有革命性的观念：人之所以肥胖，和糖分摄入过多有着莫大的关系。此外，糖分过多，也是引发癌症和慢性病的元凶。

我们知道，人的大脑和身体都是依靠葡萄糖来运转的，葡萄糖是一种单糖，它主要来源于碳水化合物。碳水化合物转化为葡萄糖后，会进入血液，随后要么被消耗掉，要么转化为脂肪储存起来。当摄入的热量超过身体消耗时，葡萄糖就会被储存，从而

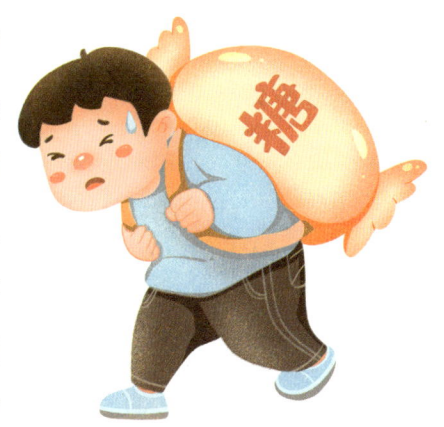

169

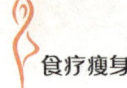

导致体重增加。所以,摄取过多糖类是造成肥胖和慢性病的根源所在。

生酮饮食减肥法的原理是,当体内缺乏葡萄糖时,生酮反应就会启动,肝脏脂肪酸氧化分解以提供能量,并生成乙酰乙酸、β-羟丁酸和丙酮。一定程度上,生酮饮食确实能够减肥。

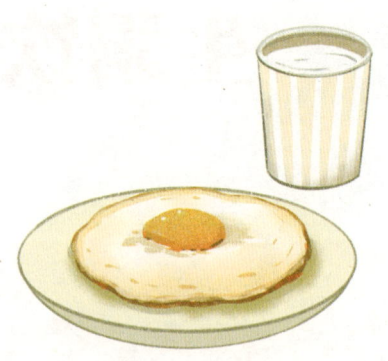

2. 具体操作步骤

生酮饮食减肥法可分为几个阶段。

第一阶段,要完全避开米饭和面食,也就是不吃任何淀粉类和含碳水化合物的食物。水果也几乎不能吃,或者只能少量食用。可以吃蔬菜,但仅限于高纤维蔬菜,如空心菜、花椰菜、高丽菜等。主要食用的食物是富含蛋白质的食物,比如蛋、豆、鱼、肉、奶等。油脂的摄入则不受限制,但最好选择橄榄油,因为其不饱和脂肪含量较高。

利用这种饮食方式,让身体在完全没有糖分的情况下开始燃烧身上的脂肪,尿液中则会出现酮体。酮体是人体脂肪分解的代谢产物,尿液中出现酮体就意味着脂肪正在燃烧。

第二阶段,即生酮饮食2周后的维持期和继续减重期,这时就不需要像第一阶段那样严格禁食米饭、面食

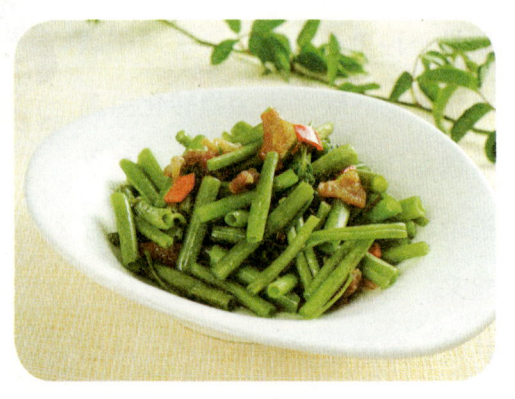

了。从第三周开始,可以慢慢摄取一些淀粉类食物,如吃一点米饭和面食。不过,要密切监控尿液中的酮体,如果酮体仍然存在,就表示还可以继续燃烧脂肪。

第三阶段,即生酮饮食大约1个月后,以体重作为监控指标,如果体重没有增加,就可以逐渐恢复到包含糖分、蛋白质和脂肪的正常饮食。

3. 不可随意尝试

目前,对于生酮饮食减肥法的争议非常大。如果盲目或长期进行生酮饮食,可能会造成严重的低血糖、营养不良等问题。因此,必须在专业医师的指导下,按照计划循序渐进地进行,千万不要自行盲目尝试生酮饮食减肥法。

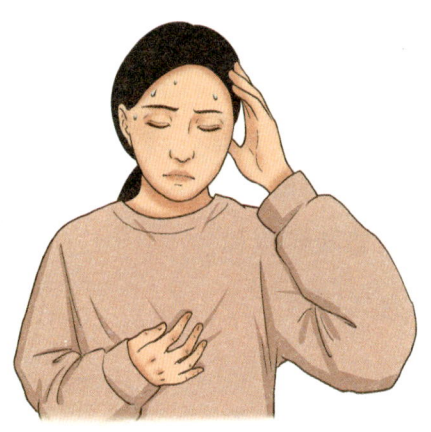

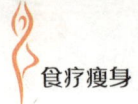
食疗瘦身

碳循环减肥法

碳循环减肥法，顾名思义是指在一段时间内，通过调整每日摄入的碳水量，设定"高碳水日"和"低碳水日"，并循环进行来减肥的方法。

1. 应该怎么吃

碳循环减肥法存在多种形式，不过通常可细分为高碳日、中碳日、低碳日和无碳日。

高碳日意味着要摄入大量的碳水化合物，一般会选择在进行重量训练或有氧运动的日子。这是因为此时身体需要补充肌糖原，提高胰岛素水平，从而促进蛋白质合成和肌肉修复，为身体的高强度运动储备能量。

中碳日则是摄入适量碳水化合物，适用于轻度运动或者休息的日子。这样能维持身体的新陈代谢和能量水平，有效防止身体因碳水摄入不足而进入饥饿模式。

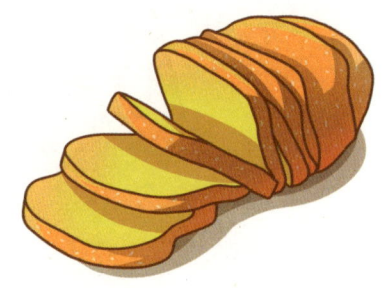

低碳日是指摄入少量碳水化合物，通常在没有运动或者仅进行低强度运动的时候采用。这可以降低

Part 10 热门食疗减肥法面面观

胰岛素水平，刺激生长激素和瘦素的分泌，进而促进脂肪分解和燃烧。

无碳日则是完全不摄入碳水化合物，这种情况一般在需要加速减脂或者突破减肥平台期的时候使用，目的是迫使身体利用脂肪和酮体作为能源，以此实现减脂效果。

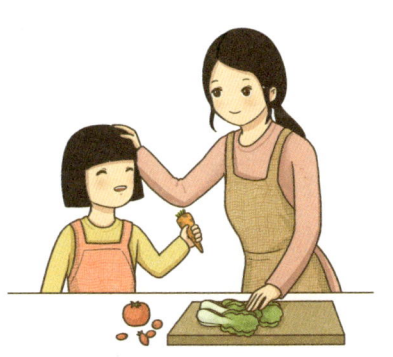

2. 优点与缺点

碳循环减肥法能够依据个人的具体情况和减肥目标，灵活地安排饮食计划。这种灵活性避免了长期低碳饮食可能产生的一系列副作用，比如新陈代谢速度降低、肌肉量流失、情绪低落等问题。而且，碳循环减肥法还能增加饮食的多样性和趣味性，让人们在品尝美食的同时，也能够朝着理想的体型迈进。

但是，减肥的重点不仅仅是减轻体重，更重要的是减少体脂。碳循环减肥法对一部分人或许有效，但它绝非适用于所有人。尤其需要注意的是，不能长期依赖这种循环模式，长期使用可能会

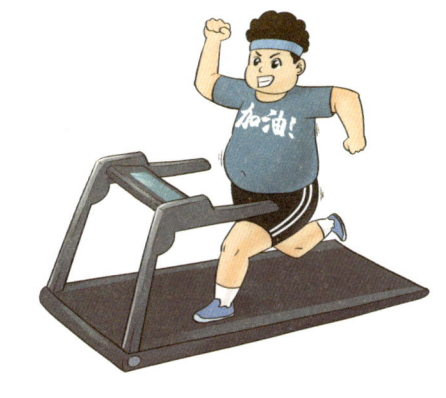

对身体的代谢和营养平衡造成潜在影响。因此在选择减肥方法时，一定要谨慎考虑自身的身体状况和健康需求。

173

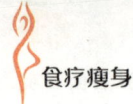 食疗瘦身

酵素减肥法

酵素是以动物、植物、菌类等为原料,用乳酸菌、酵母菌等益生菌发酵后制成的一种含有膳食纤维、果糖、维生素、氨基酸等活性成分的产品。酵素被视为健康、绿色食品,也被一些人当作"减肥利器"。

1. 酵素的作用

常见的酵素产品,实际上就是用水果、蔬菜或者粮食发酵制成的,我们服用酵素就能够摄入这些营养物质,但发酵通常不会带来额外的益处。

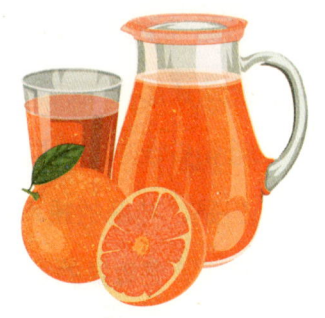

酵素中被认为对人体最有效的是酶,主要为消化酶和代谢酶,可以用来消化蛋白质、脂肪和淀粉,也能参与人体的一些代谢活动。不过,酶本身也是一种蛋白质,我们口服酵素后,这些酶会被胃酸和消化道里的蛋白酶拆解成氨基酸碎片,使得酶失去活性,酵素的作用是很少能发挥出来的。

对于那些工作太忙,不喜欢或没有时间吃蔬菜水果的人来说,通过酵素来摄取维生素等对身体是有一定好处的。但是如果平时就注意均衡饮食,那么酵素的作用就很有限了。

Part 10 热门食疗减肥法面面观

2. 酵素减肥靠谱吗

酵素减肥的机制很简单：通过调节肠道运动、促进排便，从而减轻体重。酵素中的膳食纤维、果糖等成分，确实能够吸收水分、软化粪便、刺激肠道运动，从而帮助排便。

不过，以上的作用其实是比较有限的，通过食用水果、蔬菜也能达到类似效果，且价格更加低廉、更加安全。因此，酵素确实没有一些广告宣传的那样神奇。

一些流行的"酵素减肥法"，让人们一段时间只喝酵素来减肥。实际上，这样瘦下来跟用不用酵素已经没有什么关系了，完全是挨饿所致。

总之，我们不要相信酵素产品的夸大宣传，也不要轻易自制酵素。将酵素作为偶尔服用的健康食品无可厚非，但不建议轻易尝试酵素减肥法。

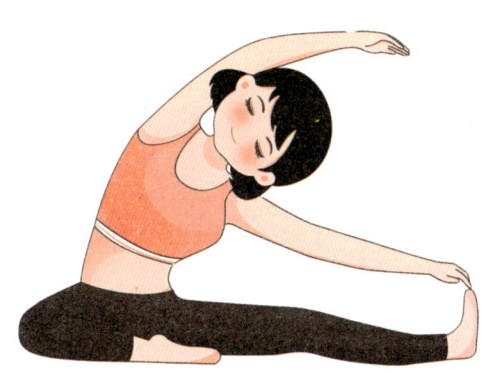

附录 减肥食物含糖量、热量表

蔬菜菌菇	含糖量、热量 （每100克可食部）	水果坚果	含糖量、热量 （每100克可食部）
番茄	含糖量：4克 热量：20千卡	草莓	含糖量：7.1克 热量：32千卡
菠菜	含糖量：4.5克 热量：28千卡	梨	含糖量：13.3克 热量：50千卡
白菜	含糖量：3.2克 热量：18千卡	樱桃	含糖量：10.2克 热量：46千卡
黄瓜	含糖量：2.9克 热量：16千卡	火龙果	含糖量：13.3克 热量：51千卡
冬瓜	含糖量：2.6克 热量：12千卡	猕猴桃	含糖量：14.5克 热量：61千卡

续表

蔬菜菌菇	含糖量、热量（每100克可食部）	水果坚果	含糖量、热量（每100克可食部）
平菇	含糖量：4.6克 热量：24千卡	西瓜	含糖量：5.8克 热量：26千卡
黑木耳	含糖量：6克 热量：27千卡	杏仁	含糖量：23.9克 热量：578千卡
绿豆芽	含糖量：2.9克 热量：18千卡	松子	含糖量：19克 热量：665千卡

五谷畜鱼肉	含糖量、热量（每100克可食部）	茶饮、奶	含糖量、热量（每100克可食部）
燕麦	含糖量：66.9克 热量：377千卡	绿茶	含糖量：0克 热量：3千卡
小米	含糖量：75.1克 热量：361千卡	红茶	含糖量：0克 热量：3千卡

续表

五谷畜鱼肉	含糖量、热量（每100克可食部）	茶饮、奶	含糖量、热量（每100克可食部）
玉米	含糖量：22.8克 热量：112千卡	菊花	含糖量：0.2克 热量：3千卡
鸡肉	含糖量：1.3克 热量：167千卡	枸杞	含糖量：64.1克 热量：258千卡
牛肉	含糖量：2克 热量：125千卡	罗汉果	含糖量：65.6克 热量：169千卡
鲈鱼	含糖量：0克 热量：105千卡	牛奶	含糖量：3.4克 热量：54千卡
虾	含糖量：1.5克 热量：79千卡	酸奶	含糖量：9.3克 热量：72千卡